梦想长高不是梦

主　　编　戴淑凤

副 主 编　单海军　巩　莉　王建红

　　　　　刘　炜　常宏宇

编委名单（按姓氏笔画排序）

　　　　　王冬松　王建红　巩　莉　刘　炜

　　　　　刘书方　刘应科　杨志杰　张　毅

　　　　　单海军　赵书营　姜友珍　高丽芷

　　　　　黄　茂　常宏宇　戴淑凤

北京大学医学出版社

MENGXIANG ZHANGGAO BUSHIMENG

图书在版编目（CIP）数据

梦想长高不是梦 / 戴淑凤主编 . — 北京：北京大学医学出
版社，2023.8
ISBN 978-7-5659-2798-0

Ⅰ.①梦… Ⅱ.①戴… Ⅲ.①儿童—身高—生长发育
—基本知识 Ⅳ.① R339.31

中国版本图书馆 CIP 数据核字 (2022) 第 244290 号

梦想长高不是梦

主　　编：戴淑凤

出版发行：北京大学医学出版社

地　　址：（100191）北京市海淀区学院路 38 号　北京大学医学部院内

电　　话：发行部 010-82802230；图书邮购 010-82802495

网　　址：http://www.pumpress.com.cn

E — mail：booksale@bjmu.edu.cn

印　　刷：北京信彩瑞禾印刷厂

经　　销：新华书店

责任编辑：靳新强　　责任校对：靳新强　　责任印制：李　啸

开　　本：787 mm×1092 mm　1/16　　印张：13　　字数：330 千字

版　　次：2023 年 8 月第 1 版　2023 年 8 月第 1 次印刷

书　　号：ISBN 978-7-5659-2798-0

定　　价：80.00 元

主编简介

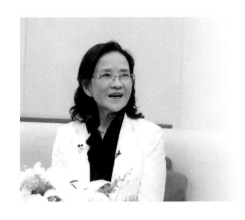

　　戴淑凤　北京大学第一附属医院妇产科及新生儿专业教授、主任医师，发展与教育心理学硕士，中国蒙特梭利学会终身教授，世界中医药联合会理事，世界中医药联合会儿童保健与健康教育专业委员会（2023年6月为适应学科发展需要更名为世界中医药联合会儿童发育与行为科学专业委员会）会长，世界中医药联合会小儿推拿专业委员会副会长，北京保护健康协会妇女儿童健康专业委员会会长，北京保护健康协会中医外治专业委员会会长，中国优生优育和优生科学协会首席专家，《中国生育健康杂志》等刊物常务编审。

　　自2016年世界中医药学会联合会儿童保健与健康教育专业委员会成立至今已经举办了5届国际学术论坛，30多期儿童健康公益适宜技术培训，出版专业著作10部，联合技术学者，特别是国医大家，共同携手，为儿童健康，为健康中国努力奋斗，做出了突出贡献。

　　主要专业著作：《袖珍新生儿疾病诊疗手册》《新生儿掌中宝》《新生儿疾病诊疗速查》《儿童发育与行为疾病中医外治疗法图谱》《家庭小儿推拿调理》《少儿推拿实用教程》《0~3岁婴幼儿早期教育丛书：家长指导手册、教师指导手册、精编育儿200问》《三优大百科：优生卷》。

　　健康教育类著作：《0~3岁感觉教育同步指导手册》《中国儿童早期教养工程丛书》《SOS救助父母，救助儿童丛书》《儿童运动发育迟缓康复训练图谱》等，共计50多部。

前　言

随着我国经济和社会的快速发展，在解决了温饱问题，走上了小康社会之后，人的平均身高水平越来越高，人们对于身高的追求也越来越突出。加上社会对矮个子人的歧视越来越严重，个子高的人在进入社会之后往往会有更好的发展空间和机会，包括在婚姻和事业上，孩子的"身高"越来越成为让家长焦虑的发育问题。为了让孩子拥有理想的身高，家长们可谓竭尽所能，有的从小补充钙、锌、铁、各种维生素等营养素，有的让孩子参加各种运动训练班，有的让孩子多喝牛奶、多吃肉，有的寻求医学增高……，然而，结果却并不能让人满意。根据2020年《中国儿童身高管理现状调研报告》中显示的相关数据来看，我国青少年儿童中有一半以上达不到父母的遗传身高，身高能够达到标准指数的不到一半。比如：二年级8岁的孩子，其标准身高正常值在130厘米左右，很多孩子的身高都达不到这个数值，这个现象说明孩子父母日常生活中的养育方式存在很大问题。

在对待身高问题上，家长还常存在着很多认识误区，有的孩子身高明显矮于同龄儿童，家长却以"晚长"为由满不在乎，有的家长认为自己遗传基因好，对孩子身高不足不予重视，结果错过了最佳的干预时机；有的家长自己个子不高，就认为孩子也不可能长高；有的家长认为注射生长激素就可以让孩子长高；有的家长认为可以通过手术让孩子增高……

究竟孩子能长多高？什么情况下需要关注孩子的身高问题？孩子从出生到成人的发育过程中可以影响孩子长高的因素有哪些？有没有药物可以促进孩子长高？中西医有没有促进长高的办法？长高的食谱有哪些？……为了帮助家长们理清这些问题，让家长们对孩子身高有正确的认知，了解身高增长的相关知识和促进长高的办法，我们携手全国长期从事该领域诊疗工作的广大同仁编写了《梦想长高不是梦》，本书内容包括矮小症的基础知识、矮小症的西医治疗、矮小症的中医外治疗法等7个章节。全面系统地介绍了身高的相关理论知识和治疗方法。可以为家长解惑，可以助力孩子圆长高梦。

本书图文并茂，文字简练，条理性强，可读性强。第七章中医外治疗法促进孩子生长发育是该领域的集成创新，将临床常用的对儿童身高有益的中医外治疗法进行了详细的介绍，并配以图谱，为让中医外治疗法更多更好地服务于广大儿童、造福于广大儿童提供有益的帮助。

我们热切希望本书能对希望长高的儿童和矮小儿童及其家长有所帮助。本书也可以作为从事中西医儿童发育与行为疾病医疗工作的医疗工作者、儿童教育工作者、儿童保健医师、儿科医师及有关人员的参考用书。

由于时间仓促，本书编写过程中，难免有不足之处，敬请各位读者提出宝贵建议，以便再版时予以完善。

戴淑凤

2022 年 8 月 1 日

目　录

第一章　儿童生长发育概述

第一节　生长发育的基本概念

一、人生最初 270 天

精子和卵子结合成为受精卵，它是一个连肉眼都看不见的单细胞生物，这个针尖那么大的小生物，经历 270 天的子宫内发育，成为 3000 g 重，50 cm 长，五官清晰、零件俱全的新生婴儿，这是多么神奇的衍生啊（图 1-1-1）。

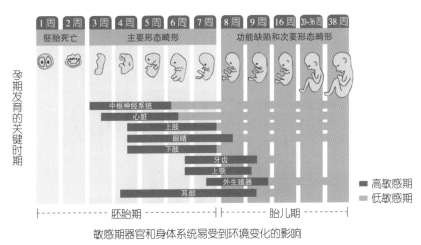

敏感期器官和身体系统易受到环境变化的影响

图 1-1-1　器官系统发育的关键时期

二、胎宝宝发育期也要体检

胎宝宝 270 天，由肉眼不可视的单细胞发育成人，1 秒钟都不停地生长发育着，有一点闪失都有可能留下终身的遗憾。这种早期的不足或异常，有可能是终身不可逆转的、无法弥补的缺陷，所以，胎宝宝 270 天的生长发育期也要定期体检。体检时间和要点见图 1-1-2。

三、胎儿出生时不能省略产道挤压

胎儿出生时要经历产道十几个小时的挤压过程，这是出生前必须经历的重要的学习过程，是出生后适应繁闹世界的准备。不少年轻人不愿意自己生，他们认为剖宫产让医生用手拽出来多省事啊。生长发育医学研究告诉我们，如果真的省略了这个过程，那么，且不说对母亲可能遗留下后遗症，对孩子也会留下许多影响生长发育及发育性心理行为的问题（图 1-1-3、图 1-1-4）。

1

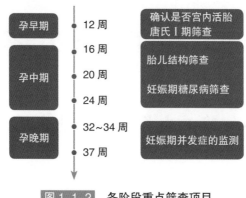

图 1-1-2   各阶段重点筛查项目

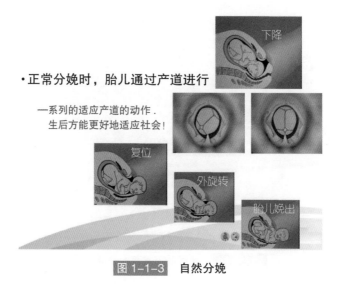

图 1-1-3   自然分娩

剖宫产儿延迟定植

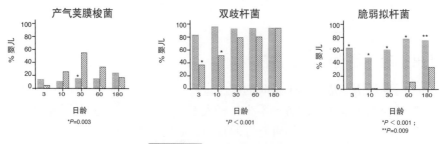

图 1-1-4   分娩方式的影响

四、自然娩母乳喂

自然娩，母乳喂，是最科学、最有营养的生养教育方式。自然娩，母乳喂，六个字会使宝宝具备健康的胃肠道和健康的心理行为，为孩子一生的健康奠定坚实的基础，是孩子生长发育、长高的保证（图 1-1-5）。

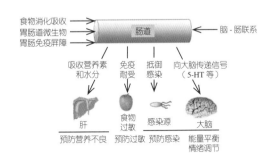

生命早期胃肠道健康的重要意义
① 保障和促进儿童期的健康成长
② 为一生的健康奠定基础
③ 成人疾病的儿童期预防
胃肠道功能的多样性
① 消化吸收
② 免疫功能
③ 脑 - 肠联系
④ 肠道菌群

图 1-1-5 自然分娩、母乳喂养

五、生长发育各阶段

儿童的生长发育是连续性的，阶段性的，程序化的，而每个个体又是不均衡的，存在个体差异，各个阶段都有其不同的生长发育任务和指标。儿童生长发育学把儿童生长发育分成许多阶段（表 1-1-1）。

表 1-1-1 儿童生长发育的不同阶段

阶段	生长发育任务和指标
胎儿期：卵和精子结合→小儿出生	加强孕期保健和胎儿保健
新生儿期：自出生后脐带结扎→生后 28 天内	保温、喂养、清洁卫生、消毒隔离
婴儿期：出生后→1 岁	合理营养、计划免疫、生长发育监测
学龄前期：3~6 岁	防病、防意外、生长发育监测、能力培养、入学准备
青春期：女：11、12 岁 ~17、18 岁； 男：13、14 岁 ~18、20 岁	保证足够营养，做好生理、心理教育

六、决定人生的 1000 天

随着知识经济的到来，世界各国从综合国力的竞争到科学技术的竞争，引发了人才和教育的竞争。特别是生命最初 1000 天成为全球关注的重要主题。那么，被认为决定人生的 1000 天，是怎么算出来的呢？这就是：270 天（胎儿）+730 天（0~2 岁婴幼儿）=1000 天，也就是 0~2 岁。因为，生命最初 1000 天是决定生长发育质量的窗口期，特别是大脑与神经系统发育成熟的关键期，也是预防儿童期后各种疾病的关键期。如果是投资一定要选择对时机，这就是利润最大化的窗口期。长高，不用说也要从源头"投资"，这就是全世界、特别是发达国家十分关注的主题——"确保开始（sure start）"（图 1-1-6）。

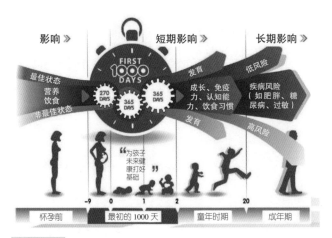

图 1-1-6 生命最初 1000 天预防成年期疾病的关健窗口期

七、问题儿童要早发现、早治疗

中国每年出生新生儿按 2000 万计算，其中新生儿窒息率为 5%～10%，早产儿发生概率为 7%，出生缺陷概率约 5.6%，儿童脑瘫上千万，孤独症 1000 多万，其他残疾，如视力、听力、肢体、智力、多重残疾几百万，这将给家庭带来极大的困难。所以，对问题儿童必须做到：早发现，早诊断，早治疗，及时及早促进全人康复才是根本。以下提出一些儿童生长发育的早期异常征兆，家人如果察觉孩子发育异常，一定要及早到儿科或生长发育科就诊，早诊断，早预防，早治疗（表 1-1-2）。

表 1-1-2　儿童发育问题预警征象

年龄	预警征象		年龄	预警征象	
3月龄	1. 对声音没有反应	☐	18月龄	1. 不会有意识叫"爸爸"或"妈妈"	☐
	2. 不注视人脸，不追视移动人脸或物品	☐		2. 不会按要求指人或物	☐
				3. 不会独走	☐
	3. 逗引时不发声或不会笑	☐		4. 与人无目光对视	☐
	4. 俯卧时不会抬头	☐			
6月龄	1. 发音少，不会笑出声	☐	2岁	1. 无有意义的语言	☐
	2. 紧握拳不松开	☐		2. 不会扶栏上楼梯／台阶	☐
	3. 不会伸手及抓物	☐		3. 不会跑	☐
	4. 不能扶坐	☐		4. 不会用匙吃饭	☐
8月龄	1. 听到声音无应答	☐	2岁半	1. 兴趣单一、刻板	☐
	2. 不会区分生人和熟人	☐		2. 不会说 2~3 个字的短语	☐
	3. 不会双手传递玩具	☐		3. 不会示意大小便	☐
	4. 不会独坐	☐		4. 走路经常跌倒	☐
12月龄	1. 不会挥手表示"再见"或拍手表示"欢迎"	☐	3岁	1. 不会双脚跳	☐
				2. 不会模仿画圆	☐
	2. 不会用拇指指对捏小物品	☐		3. 不能与其他儿童交流、游戏	☐
	3. 不会扶物站立	☐		4. 不会说自己的名字	☐

八、生长和发育的概念

生长发育，是一个复杂的、连续的、阶段性的动态变化的生命过程。生长发育的基础是细胞的增殖与分化。它始于精子与卵子结合的受精卵，终止于青春期结束。生长，是伴随细胞数量的不断增殖、细胞的分裂、分化以及细胞间物质的增多，表现为组织、器官、身体各个部分大小和重量的变化。而发育，是指身体各器官、系统、不同部位在功能上的分化和完善。因此，生长和发育是密不可分的，通常统称为生长发育。

儿童正常的生长发育是身心健康的源头和基本保证。在成长过程的任何一个时期出现异常，都会影响身体部分或整体。这种损害有时是暂时的，可以逆转的，有时则是永久的，不可逆转的。因此，儿童早期生长发育状况既是父母关心的事情，也是医生、儿童保健工作者以及全社会都非常关心的问题。

九、人是怎么长高的？

身体的长高人人都会经历，但是，如何长高不见得人皆知晓。身体长高实际上是骨骼、肌肉等共同生长的表现，其中以骨骼生长最为关键。骨骼细胞有负责制造骨细胞的成骨细胞和负责拆除旧骨的破骨细胞，在成骨细胞和破骨细胞的共同作用下，骨骼处于破坏与新生的平衡之中，也由此得以继续生长。

来看一下生长过程吧，人体四肢骨骼的生长过程在胎儿早期，四肢骨骼先以软骨形式出现，在不断的生长过程中出现骨化，也就是成为真正的骨骼。骨头是怎样变长变粗的呢？在未成年人骨骼 X 线片中，发现骨的两端存在非常特殊的区域，那就是"骨骺和生长板"。骨骼的变长就是通过这一区域的生长发育而实现的。成年时，骨骺的生长发育逐渐缓慢下来。生长板变薄，最终完全与骨骺融合，此后，因没有生长板，骨不再生长。四肢骨的宽度和厚度的增加，主要是通过骨膜外骨的沉积，在成骨细胞与破骨细胞共同作用下使骨不断增粗，变得越来越宽厚而结实（图 1-1-7）。

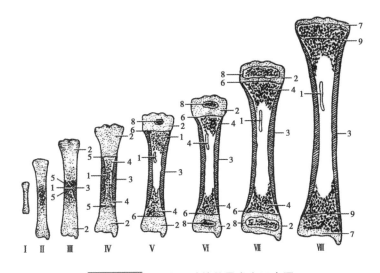

图 1-1-7　儿童四肢管状骨发育示意图

不断重新塑造的骨骼。骨骼在生长过程中存在着大面积的骨被破坏和吸收，并不断地再形成。骨最后的形状不仅决定于其长度和宽度，还依赖于肌肉的牵拉力及邻近组织的位置。骨在达到成年大小和形状后，仍需要不断地重新塑造以形成坚实的骨骼。因此，家长们不仅要注意孩子的骨骼生长，更要鼓励孩子通过加强体育运动以提高骨骼质量。

十、关键生长期与追赶生长

首先要了解关键生长期。细胞在生长过程中，存在很多决定细胞命运的关键期，我们称它为关键生长期。在这些时期中，需要很多辅助成分，包括生长激素、生长因子等，通过生长激素等的作用，细胞被指派到不同的组织中，并继续生长、发挥作用。在这些生长关键时期中，如果细胞得不到外界生长因子的帮助，就会出现发育畸形、异常性生长等。

不同组织具有不同的关键生长时期，对于关键时期的反应也不一样，有些组织在关键时期受到损伤，会造成不可逆转的改变。若在关键时期以外发生损伤，则一般是可逆的。如果损害不是在关键生长期发生，也不是连续发生，组织的恢复是可能的，例如年龄较大的儿童有暂时性营养缺乏，可严重影响身高和体重的增长，如果及时给以营养丰富的食物后，生长会随之加速，甚至达到正常的体重和身高，称为追赶生长。

十一、认识第二性征

如何知道孩子进入青春期了呢？什么是第二性征呢？评价孩子进入青春期发育，最常使用第二性征为指标。男孩第二性征包括：体格高大，肩宽体壮，出现胡须，阴毛，腋毛，喉结突出，声音沙哑低沉等；女孩第二性征包括：身高、体重增长，乳房发育，外生殖器改变，月经来潮，出现阴毛、腋毛等。第二性征在儿童各种青春期发育障碍性疾病筛查、诊断和治疗方面，也具有独特的重要作用。但是，第二性征指标无法定量测定，只能定性观察，即人为将其过程分为若干分期，反映不同的发育状况，以便对照、评价并指导临床诊断和治疗疗效评估（表 1-1-3 ）。

表 1-1-3　少男少女发育与第二性征的比较

发育指标	男性	女性
体格	较高大，魁梧	一般较矮小
乳腺	不发育	发育
骨盆、肩	骨盆较小，而双肩横距较大	骨盆较大，而双肩横距较小
皮下脂肪	较少	较厚
皮肤	粗糙且较厚	细嫩且较薄
须发	长胡须，可有秃顶倾向	无胡须，不显秃顶现象
阴毛	阴毛蔓生可达脐孔及肛门	局限阴阜
体毛	较多	较细且稀疏
发音	喉头开始发育，音调低	喉头发育较差，音调高

十二、青春期发育与身高

经常有家长询问，"孩子进入青春期发育了吗？是早了还是晚了？青春期发育和身高有什么关系呢？""我女儿来月经了还会长高吗？""我儿子长喉结了，而且变声了，还会长个儿吗？"。

乳房发育，是女性早期青春期发育的重要特征之一，女孩通常在 9~13 岁开始发育，并在 13~15 岁时发育逐渐完成，如果 15 岁仍未出现胸部发育应考虑是属于不正常的。乳房发育从开始到完全成熟平均时间约 3 年，身高增长最快是在乳房发育后的一年左右，月经通常出现在快速生长后的 18 个月左右，平均年龄为 13.25 岁，最大范围为 ±1.5 岁。10% 的女孩月经初潮出现在 12 岁之前，10% 出现在 15 岁之后。平均月经初潮开始大约是在青春期发动之后的 2 年。通常女孩身高增长最快的年龄是在 11~13 岁，最快的一年身高可增长 7~9 cm，3 年平均增高 20 cm。当月经来潮后，则快速生长期即已过去，生长速度开始下降，生长接近完成。

男孩睾丸增大至 4~5 ml 时，通常认为是男孩青春期的开始。其他第二性征如喉结出现，声音变化，阴毛、腋毛随后相继出现。身高猛长，一般出现在生殖器和阴毛发育的稍后阶段，胡须和体毛在青春后期出现。一般男孩青春期猛长开始的平均年龄为 12.5 岁，生长最快的平均年龄是 14 岁左右，最快的生长速度是一年长高 9~10 cm。身高猛长持续 3 年左右，增长大约 28 cm。通常胡须生长至需要剃须时，表明已进入青春发育后期，已接近最终身高（表 1-1-4）。

表 1-1-4　青春期发育与长高

三个关键期	长高空间	重点关注
第一个关键期 婴儿期 1~3 岁	出生第一年，平均约长高 20~25 cm； 1~3 岁，平均每年长高 8~10 cm	睡眠、营养全面
第二个关键期 儿童期 男：4~9 岁 女：4~8 岁	每年约长高 5 cm	生长发育迟缓，性早熟，骨龄
第三个关键期 青春期 男：10~18 岁 女：9~16 岁	每年长高 7~10 cm	生长激素分泌量是否充足，骨骺线闭合程度

十三、男孩性发育程度的评价

用什么来评价男孩性发育程度呢？性器官及第二性征的发育程度，是反映青春期发育的进程及身体发育的成熟程度的重要指标，也是评价青春期生长的常用指标。性征在男性常用睾丸、阴毛、外生殖器、腋毛的发育征象评价。这些性征易于被辨认，在形态上从开始发育到完全成熟有一定的规律性和时间性。

睾丸的大小能反映男性性发育的程度，一般睾丸体积达到 4 ml 提示进入青春期，达到 12 ml 提示进入性成熟期。男性外生殖器的发育可分为以下五期（表 1-1-5）：

第一期：青春期前，阴茎、睾丸和阴囊呈幼稚型；

第二期：睾丸、阴囊稍增大，阴囊皮肤变红，质地变韧，阴茎不增大；

第三期：阴茎增长，睾丸、阴囊继续增大；

第四期：阴茎增大、增长明显，龟头露出，阴囊皮肤颜色变深；

第五期：发育成熟，大小、形态呈成人型。

表 1-1-5　男性外生殖器的发育

分期	年龄（岁）	外生殖器	阴毛	同时的变化
1 期	5~9	青春前期幼稚型	无阴毛	睾丸体积 1 cm³、2 cm³、3 cm³，长径 <2.5 cm
2 期	9~11	睾丸阴茎及阴囊的早期生长	细小阴毛色淡，在阴茎根部	早期声音改变，睾丸长径 2.5~3 cm
3 期	11~14	阴茎长度增长、增粗，阴囊和睾丸继续增大	阴毛黑粗弯曲，阴毛分布在阴囊中部及周围	上嘴唇有细绒毛，生长速度增速，睾丸最大长径 3.3~4.0 cm（睾丸模型 11~15 cm³）
4 期	14~16	阴茎龟头突出，阴囊色素加深	阴毛增粗，分布于大腿并扩展至耻骨上	腮部长出毛，睾丸长径 4.0~4.5 cm，体积 15~20 cm³
5 期	>16	成年的外生殖器	阴毛分布至下腹部中线呈菱形分布，中间少	胡须增多，睾丸最大直径>4.5 cm，体积 25 cm³

男性第二性征，主要表现在阴毛、腋毛和胡须的生长，变声及喉结出现等方面。阴毛开始发育的年龄从 11~16 岁不等，其发育速度和程度也不同。腋毛比阴毛一般晚发育 1~2 年。腋毛出现后 1 年左右胡须长出，额部发际后移，逐渐形成男性成年面貌。喉结从 12 岁开始出现，13 岁声音变粗，18 岁时喉结、发声器官的发育基本完成。

遗精是青春后期健康男孩都有的生理现象。我国男孩首次遗精的平均年龄为 14.6 岁。在 16 岁以后，随着体格发育渐趋缓慢，性器官迅速发育成熟接近成年人（图 1-1-8）。

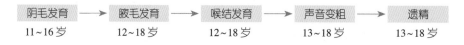

阴毛发育	→	腋毛发育	→	喉结发育	→	声音变粗	→	遗精
11~16 岁		12~18 岁		12~18 岁		13~18 岁		13~18 岁

图 1-1-8　男性第二性征发育顺序

十四、女孩性发育程度的评定

女性第一性征，是指女性的生殖器官，包括卵巢、输卵管、子宫、阴道、外阴等。其中卵巢是女性的生殖器官，大约 8~10 岁开始发育。

女性第二性征，指除生殖器官外女性所有的征象，如乳房、阴毛、腋毛等。第二性征发育的开始年龄和顺序有很大的个体差异。一般乳房发育最早，可从 8~9 岁开始，多在 13 岁左右已有明显发育。乳房发育可分为五个发育时期：

第一期：青春期前，胸前平坦，仅有小的乳头；

第二期：乳蕾期，乳头和乳房突出如核桃，伴乳晕增大；

第三期：乳丘期，乳房和乳晕继续增大和突起如同小丘，它们之间的轮廓没有分离，乳晕色素增深；

第四期：乳双丘期，乳房进一步增大，在乳房轮廓上，乳头和乳晕凸起；

第五期：成熟期，乳房更大，乳晕消退，在膨大的乳房前部只有乳头凸起，即为成人型。

阴毛约在乳房开始发育的相近年龄出现。腋毛的出现一般比阴毛晚 6 个月 ~1 年，开始长得细而黄，以后逐渐变黑变粗。由于种族遗传等差异，不少女孩阴毛和腋毛一直比较稀少，这也是常见现象，所以不能以此来作为衡量女性发育是否正常的标志。

第二性征发育同月经初潮有一定关系，60% 以上的女孩月经初潮时乳房发育达第三期，即乳丘期，阴毛也随之增多。一般在乳房开始发育后的 1~2 年发生月经初潮。

近百年来，月经初潮年龄提前的趋势几乎是世界趋势。我国 1995 年调查资料提示，女孩月经初潮的平均年龄为 13.3 岁（图 1-1-9）。

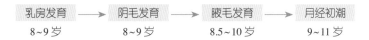

图 1-1-9　女性第二性征发育顺序

十五、如何测量睾丸的大小？

男孩性生殖器官——睾丸，直接反映性发育情况。以往多采用卡尺度量法，测量睾丸纵径（cm），计算睾丸体积（= π/6× 长度 × 宽度 × 厚度）。目前，人们越来越多采用模型比拟法，即：仿照睾丸的形状，分别制作体积相当于 1 ml、2 ml、3 ml、4 ml、5 ml、6 ml、8 ml、10 ml、12 ml、15 ml、20 ml、25 ml 的 12 个模型（见图 1-1-10），通过与其比较确定睾丸体积。结果也能相对粗略估计，简便实用，更符合伦理学要求，应用广泛。男孩第二性征与睾丸关系密切，当睾丸体积接近 3 ml（约 11 岁）时，阴毛初现，达到 6 ml（约 12 岁）时，腋毛初现，超过 15 ml（约 15 岁）时，阴毛发育完成，超过 16 ml（约 17 岁）时，腋毛发育完成（图 1-1-10）。

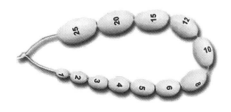

图 1-1-10　睾丸测量模型

十六、生长激素与长个

人生长激素（human growth hormone，hGH），是人脑腺垂体（垂体前叶）分泌的肽类激素，由 191 个氨基酸组成。正常人大脑底部中央的垂体前叶能源源不断地分泌生长激素，是生长发育和长高的催化剂。人的生长激素（hGH）是一种蛋白质，有一个很长的氨基酸链（含191个氨基酸）。它是人生长不可缺少的，如果缺少它，人就会成为"小矮人"，称为垂体侏儒。hGH能促进关节软骨的形成和骨骺软骨的生长。研究结果认为它的作用是通过一种介质即生长介素来实现的。hGH的分泌是波浪式的，分泌低谷时，血中难以测得。饥饿、运动和睡眠时分泌增加。hGH还受下丘脑分泌的某些激素的调控（图1-1-11）。

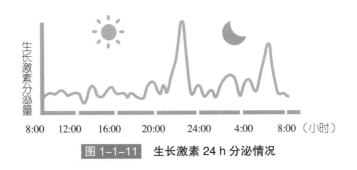

图 1-1-11　生长激素 24 h 分泌情况

　　人生长激素，作为一种治疗矮小症、促进长高的药物已经能够人工生产。从前，生长激素是怎样生产出来的呢？那是从人尸体的垂体中提炼出来的。每个垂体内所含hGH的量十分有限，1000个尸体的垂体提炼出的hGH才能治疗一个垂体性侏儒病，后来研究发现，这种方法提取的hGH携带一种病毒会导致病人呆傻和肌肉痉挛，从而被禁止使用。

　　庆幸的是随着科学技术的发展，我国现在已经可以用基因工程重组技术生产人生长激素。用这种方法生产的hGH和人体内的hGH结构完全一样，纯度高，副作用很小。由于药源丰富，不但使垂体性侏儒患者得到治疗，还可以治疗一些因其他疾病引起的矮小症。

十七、什么是性激素？

　　性激素主要指的是促性腺激素，以及性腺分泌的雄激素、雌激素和孕激素。雌激素是女性卵巢分泌的激素。它对维持女性第二性征和生育能力是必不可缺的。性激素可引发男女青春期生长加速，也使骨骼成熟加速，使骨骺闭合，使生长减慢至停止。

　　雄性激素，主要是睾丸的间质细胞所分泌。促进男孩骨骼、肌肉发育，维持第二性征，雄激素是生物活性最强的激素。在儿童期水平很低，到青春期分泌迅速增加，促进性腺及第二性征的发育、骨骼和肌肉的增长。睾酮对肌肉、骨骼的作用必须要在生长激素存在的条件下才能充分发挥作用。睾酮在超生理剂量时能引起骨龄明显加速。

　　雌性激素是女性卵巢分泌的激素。雌激素在青春期前一直分泌较少，到青春期分泌大量增多，促进乳房、子宫、阴道、骨盆的快速生长发育，促进骨发育和骨骺钙化。孕激素在青春期与雌激素协同促进乳房、子宫的发育（图1-1-12）。

十八、甲状腺激素、胰岛素与长个

　　甲状腺激素和生长激素有协同作用。能刺激骨化中心的发育成熟，促进牙齿、长骨的生长，促进组织发育，增加蛋白质合成。它的生理功能与人体所处的生长发育时期有关。在胎儿期和婴儿期，大脑细胞的蛋白质合成和神经细胞的正常发育必须有甲状腺激素的参

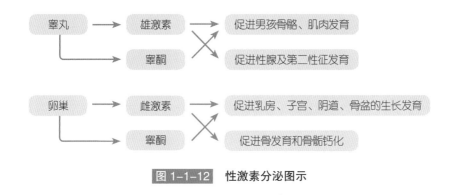

图 1-1-12　**性激素分泌图示**

与，以后随着大脑发育成熟，甲状腺激素这一作用的重要性便会逐渐降低。

胰岛素对生长也起重要作用。其原理是胰岛素对蛋白质合成具有促进作用。儿童患糖尿病时，其生长发育情况都有可能会受到影响，说明缺乏胰岛素就会影响正常的生长过程。但在生理情况下，生长激素是起主导作用的激素，胰岛素是辅助的，与生长激素有协同作用。

十九、什么是骨龄？

骨龄是骨骼年龄的简称。通常我们讲的年龄，是指实际年龄，又称为时间年龄。而骨龄是以儿童骨骼实际发育程度与标准发育程度进行比较所求得的一种发育年龄。骨龄在很大程度上代表了儿童真正发育水平，因此用骨龄来判断人体的成熟度比实际年龄更为确切。

骨龄是根据骨骼在 X 线摄像中的特定图像来确定的。由于人类骨化过程具有一定的规律性，如管状骨，在一定时间出现继发性骨化中心，而后骨化区不断扩大，钙盐沉着，并且逐渐形成骨骺，随着骨骺与骨干的愈合而达到成熟阶段。各种骨的发育顺序基本一致，因此，可以根据 X 线照片上的不同影像判断骨骼钙化程度，以确定骨龄（图 1-1-13）。

二十、测骨龄的部位

判定骨龄的骨骼部位有很多，如肩、肘、膝、踝、手腕、骨盆等，以手腕骨最为常用。因为在腕部有 27 个骨发育标志可供观察分析，并且集中了长骨、短骨、不整齐骨和圆骨等各种形状的骨骼，能较好地反映全身骨骼的成熟状况，而且各个继发性骨化中心的出现和干骺愈合有一定的时间距离，便于比较不同年龄之间的差异。此外，拍片方法简便，受放射线照射量最小，易于被儿童接受。因此，拍摄手腕部（常用左手）是最常用的部位（图 1-1-14）。

二十一、判断骨龄的三种标准

骨龄标准，是指人群中出现某种特定 X 线骨骼图像的平均年龄。以此作为基准来判断每个具体儿童的骨龄。目前常用的骨龄标准有三种：

（1）标准图谱法　根据手腕部骨骼系列 X 线图谱来判断骨龄。男女各有一套，每张

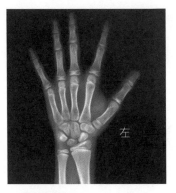

图 1-1-13　X 线图示骨龄

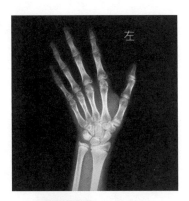

图 1-1-14　测量部位

X 线片代表一个年龄的标准骨龄。评价时只需将未知 X 线片与图谱逐一对照，找出与之最相近的标准图谱，即可确定骨龄。此法简便明确，儿科临床常用（图 1-1-15）。

（2）计分法　根据手腕各骨在成熟过程中的形态、大小等变化，人为地划分成若干阶段，分别给予相应分数，然后累计总分后再换算出相应的骨龄。此方法更全面客观，准确性高。但因方法繁琐，需要经过专门训练，在熟练掌握各骨块的发育分期的不同表现的基础上才能做出有效判定。故一般门诊不常用（图 1-1-16）。

（3）单指标评估法　根据若干个骨化中心的出现或某些部位的干骺愈合年龄判断骨龄。一般以出现率的所在年龄组为正常值标准，以出现率 3%～97% 的年龄为正常范围。该方法简单，但准确性差，各指标之间缺乏有机联系，无法全面反映骨骼的发育及成熟程度。

总之，判定骨龄的方法各有其优缺点。一般 7 岁以下儿童适宜用图谱法，7 岁以上尤其是青春发育期用计分法判定骨龄效果较好，准确性更高。

二十二、骨龄与年龄的关系

骨龄与年龄的关系可以通过骨龄差来表示。即骨龄与实际年龄（简称年龄）之间的差数。正常情况下，骨龄应与年龄一致，上下波动不超过一岁。骨龄差为正数，代表骨龄落后于年龄；骨龄差为负数，代表骨龄提前于年龄。通常将 2 岁左右的骨龄差作为正常范围，其中骨龄差在 ±1 岁内为正常。骨龄大于年龄 1 岁但不超出 2 岁为偏早；骨龄小于年龄 1 岁以上但不超过 2 岁为偏晚。如果骨龄落后于年龄 2 岁以上，则认为骨龄异常落后；若骨龄提前于年龄 2 岁以上，则认为骨龄异常提前。

每年骨龄增加的岁数大约平均为 1 岁，上下波动在 0～2 岁之间。如果 1 年时间骨龄增加 2 岁骨龄以上，则提示骨发育速度过快。骨龄增加的速度大于身高增长的速度，则使骨骺愈合提前，生长期缩短，最终造成成年后身高降低。

二十三、为什么要定期监测骨龄？

骨龄，是反映儿童成熟程度的最重要指标。骨龄相对于实际年龄的提前或落后能决定儿童的生长类型，对成年身高、女孩月经初潮、体型等有重要影响，因此监测骨龄在临

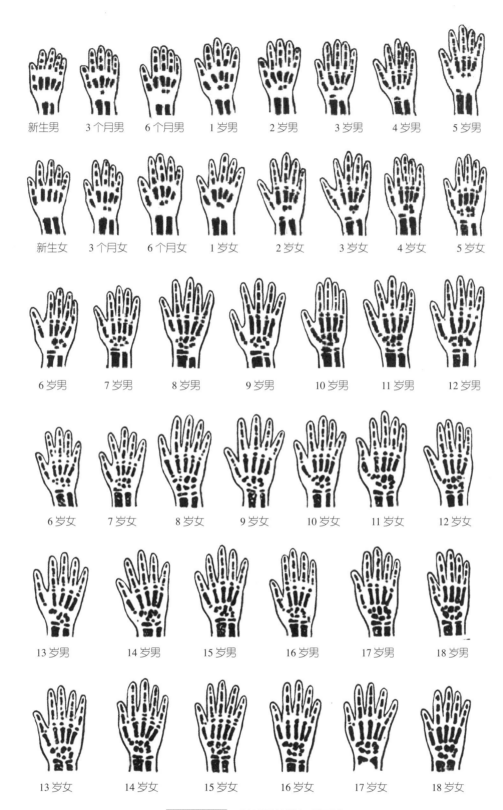

图 1-1-15 判断骨龄的标准图谱

男		女	
骨发育分	骨龄（岁）	骨发育分	骨龄（岁）
42	2.0	126	2.0
66	2.5	148	2.5
91	3.0	174	3.0
108	35	195	3.5
129	4.0	219	4.0
143	4.5	234	4.5
158	5.0	251	5.0
172	5.5	269	5.5
186	6.0	288	6.0
200	6.5	309	6.5
214	7.0	331	7.0
228	7.5	351	7.5
243	8.0	372	8.0
259	8.5	398	8.5
275	9.0	427	9.0
295	9.5	462	9.5
316	10.0	501	10.0
339	10.5	543	10.5
363	11.0	589	11.0
394	11.5	631	11.5
427	12.0	676	12.0
462	12.5	724	12.5
501	13.0	776	13.0
550	13.5	832	13.5
603	14.0	891	14.0
668	14.5	944	14.5
741	15.0	1000	15.0
813	15.5		
891	16.0		
1000	16.5		

图 1-1-16　判断骨龄的计分法

床医学中有广泛的用途，是许多影响儿童生长发育疾病的诊断、鉴别诊断及疗效观察的重要辅助手段。

　　成年身高的预测，是指通过儿童骨龄监测和动态观察来预测儿童成年身高。也就是说，对儿童将来成年时身材可能有多高进行的预测。其方法是根据儿童时期的生长发育规律，通过对一定数量人群的生长研究资料加以统计处理而制订的一系列计算公式。成年身高预测也可作为一种生物学指标，因而有着重要的用途。例如，治疗各种原因引起的矮小症，其目的是使患儿成年时的最终身高增加。在治疗中用成年身高预测值是否增加进行动态观察，比单纯观察目前身高是否增加更为可靠。因为目前身高增加并不一定意味着将来成年身高的增加。如果目前身高增加，而骨龄增长更快，则以后生长期缩短，成年时最终身高反而会变矮；如果身高增长超过骨龄的增长，所预测的成年身高增加。因此，预测成年身高的增长是监测治疗效果的好方法。此外，对于体质性发育延迟或提前的儿童，预测成年身高可以帮助他们（她们）解除对将来身材过矮或过高的担忧。

第二节　生长发育的规律

一、影响儿童长高的因素

儿童身高是生长发育最重要的指标之一，也是评价儿童营养与健康状况的重要指标。而长高是受遗传和环境因素影响的复杂生物学过程。其中 60%~70% 由遗传因素调控。如生长发育特征、潜力、身材、肤色、面容等都受父母遗传特征的影响。

各种不利于儿童生长发育的环境因素，如疾病、饮食安全、环境等共同作用，会导致儿童生长发育障碍。因此，在同性别、同年龄的儿童中，每个孩子的发育水平、发育速度、体型特征，以及达到成熟的时间等方面都存在着个体差异，即使是一对同性别的双胞胎之间也存在着微小的差异（图 1-2-1）。

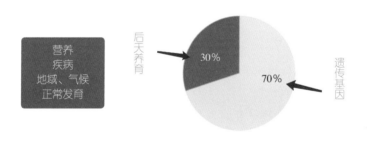

图 1-2-1　影响身高的因素

二、儿童生长的一般规律

儿童生长发育一般遵循以下规律：

连续性：在整个生长发育期，所有儿童的生长过程都是连续不断进行的，有时快些，有时慢些。一般体格生长，年龄越小增长越快，出生后以最初 6 个月生长最快，尤其是前 3 个月；后半年起逐渐减慢，到青春期又猛然加快。

阶段性：身体中的所有组织、器官不是以同一速度生长，也不是同时停止生长。即有先有后，快慢不一。如脑的发育先快后慢，7~8 岁脑的重量已接近成人。生殖系统发育较晚，淋巴系统则先快而后回缩，皮下脂肪发育年幼时较发达，而肌肉组织则要到学龄期才发育加速。

程序性：个体生长发育犹如遵循一种预设的程序，例如，由上到下、由近到远、由粗到细、由低级到高级、由简单到复杂的规律。例如，出生后运动发育：先会抬头，其次抬胸，再会坐、爬、站、走；头，在胎儿和婴幼儿期领先生长发育，由快渐慢，所以，新生儿和小婴儿头大身体小；随着月龄增长，四肢的增长速度快于躯干，逐渐变得头小躯干粗，四肢长；婴儿头占身高的1/4，到成年头占身高的1/8（图1-2-2）。

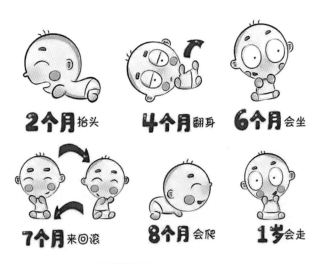

图 1-2-2　个体发育程序

三、什么是"头尾规律"？

胎婴儿发育遵循一个特殊的规律，即"头尾规律"。让我们来了解一下这个产科医生才熟悉的所谓"头尾规律"吧!

这个发育规律是指胎儿和婴幼儿时期身体各部分的生长发育所遵循的特殊规律。在胎儿期，头颅生长速度最快，而婴幼儿时期则躯干部位增长最快。2~6岁期间下肢的增长幅度超过头颅和躯干。从而，使得儿童的身体比例不断变化。例如，胎儿2个月时的头颅占全身的4/8，躯干占3/8，下肢占1/8。到16岁时，儿童身体的各部分比例进一步变化，头颅约占1/8，躯干占4/8，下肢占3/8。因此小儿的头颅发育早于躯干，而躯干则早于四肢。目的就是为了保证儿童的神经系统优先发育。从而进一步保障智力、语言、运动功能的加快发育。其他，如小孩的粗大运动包括婴幼儿抬头、翻身、坐、爬、站、走、跑等，也普遍遵循"头尾规律"。由于身体各部分的增长幅度各不相同，从出生后到成年期的整个生长过程中，头颅增长1倍，躯干增长2倍，上肢增长3倍，下肢增长4倍，最终形成较小的头颅、较短的躯干、最长的下肢，为成人的体态特征（图1-2-3）。

四、"生长轨迹"和"追赶生长"

什么是"生长轨迹现象"呢？生长轨迹现象（trajectory of growth），也称为生长管道现象，指儿童在正常环境下，生长过程将按遗传潜能所决定的方向、速度和目标发育。个体儿童生长轨迹既与遗传有关，也受疾病、营养、体力活动、情绪情感及环境等多种因素影响。人体在生长发育过程中，如果外环境无特殊变化的情况下，人体生长发育通常比较稳定，呈现出鲜明的轨迹性，其生长发育状况在所处人群中保持有限的上下波动幅度，

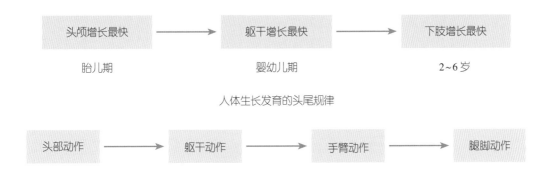

人体生长发育的头尾规律

a.粗大运动发育的头尾规律

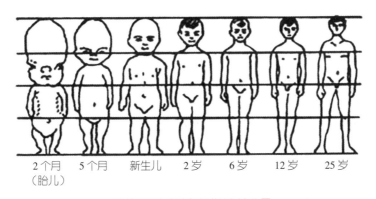

b.胎儿至成人身体各部分比例变化图

图 1-2-3 婴儿发育头尾规律

即所谓的"生长轨迹现象"。这是一个特殊的动态平衡，受到非常复杂的调控系统的制约，其中，遗传因素起到关键作用。

那么什么是"追赶生长"呢？发育中的儿童一旦受到以下因素影响，如营养不良、全身性疾病或者内分泌功能紊乱等，就会出现生长发育迟缓，于是孩子们的生长发育逐渐偏离正常的轨迹。而这些阻碍因素如果得到及早纠正，儿童的生长发育会再度加速，迅速向原有的生长轨迹靠近和发展，即所谓的"追赶生长"。

五、如何发挥青春期生长潜力？

生长发育有两个高峰，一是婴儿期，另一个就是青春期。如果在青春发育期创造各种有利于生长的条件，就能使青春期生长潜力得到充分的发挥。其中科学的营养、合理的体育运动以及充足的睡眠是促进生长的三大要素。

均衡的营养，是指每天要摄入足够的热能和各种营养素，包括蛋白质、脂肪、糖、膳食纤维、维生素、无机盐和水。这些营养素均存在于粮食、蛋类、肉类、奶类以及蔬菜和水果等食品中。

蛋白质对青春期的儿童青少年尤为重要。每天摄入的蛋白质量应该不低于总量的18%～20%，而且最好多吃动物蛋白，如奶类、蛋类、瘦肉、鱼类、各种禽畜肉类。动物蛋白要占每天摄入蛋白的 1/3~1/2。其次，大豆中的蛋白也是优质蛋白，因此多补充豆类，对儿童青少年也是有益的。10~13 岁的儿童，每天需要蛋白质 70 g，13~18 岁需要 80 g。如果蛋白质摄入不足，就会造成发育迟缓、身体瘦弱、抵抗力减低，甚至感染各种疾病，影响造血功能而造成贫血。

糖和脂肪也是生长发育必不可少的营养物质。糖主要来源于米面类粮食，因此每天要保证足够的饭量，一般 13~18 岁的青春期儿童，1 日主食不应少于 500 g。

儿童生长突增时期，每天钙的摄入量应达到 1000~1200 mg。奶制品、鱼类、豆制品含钙量较高，并且吸收利用程度较好，是补充钙的理想食品。此外，适当补充钙剂每天 500~600 mg 及维生素 D 每天 400 单位。蔬菜和水果的营养价值很高，它不仅能提供大量的无机盐和各种维生素，其所含的纤维还能促进机体对蛋白质、脂肪和糖的吸收，增加肠蠕动。所以青少年每天的蔬菜量不要少于 400 g。在保证量充足的同时，还要注意饮食的合理搭配和多样化，即粗细搭配、荤素搭配，不挑食，不偏食。

青春期儿童要想长高，体育运动绝对不可少。它能促进机体的新陈代谢，增强食欲，促进血液循环和骨骼生长，使发育旺盛。青春发育期的学生课业繁多，只参加体育课和课间活动是远远不够的。每天至少要增加户外运动 1 h。此外，充足的睡眠也是促进生长的一个重要因素，青少年应保证每天 9~10 h 的睡眠时间（图 1-2-4）。

科学的营养	蛋白质：奶类、蛋类、各种禽畜肉类
	脂肪：动物油、植物油
	糖：米、面
	膳食纤维：蔬菜、水果
	维生素：蔬菜、水果
	无机盐：蔬菜、水果
	水
合理的运动	户外活动每日 1 h
充足的睡眠	每日 9~10 h

图 1-2-4　促进青春期长高的因素

第三节　生长发育的测量与评价

一、儿童生长发育的测量指标

目前，在医院儿科或"矮小症"专科门诊就诊时，医护人员往往要询问小孩的有关情况，同时要对小孩的生长情况进行评价，常用的评价指标如下：

1. 身高和体重及其以往的身高和体重的变化情况等。

2. 生长速度，根据相差 3 个月以上的两次身高资料就可以用以下公式来计算：

生长速度＝两次身高的差值，即身高的增加量（cm）×12/ 两次测量时间差（月）（cm/年）

举例：强强，男，11 岁，6 个月前曾来我院检查，当时身高 132.5 cm，此次来门诊随访，身高为 136.3 cm，由此可以计算强强的生长速度：（136.3－132.5）×12÷6 ＝ 7.6 厘米 / 年

3. 其他比较少用，但比较专业的监测指标：

①身高百分位数的改变（与同年龄、同性别儿童的比较）。

②身高的标准差记分（SDS），按以下公式计算：

SDS ＝（患儿身高－正常儿童身高）/ 正常儿童身高的标准差

③生长速度的改变（与同年龄、同性别儿童的比较）

④生长速度的标准差记分（SDS），按以下公式计算：

SDS ＝（患儿生长速度－正常儿童生长速度）/ 正常儿童生长速度的标准差

二、儿童纵向测量指标

1. 站立位身高

是指站立时头、颈、躯干和下肢的总高度。骨骼在全身各系统中最为稳定，它是反映线性生长（linear growth）的最重要指标。身高受遗传因素的控制较强，而外界生活环境的影响，无论改善或恶化都需经过长年累月作用，才会对身高生长产生影响。

测量方法注意：3 岁以上测量时取正立姿势，双眼平视前方；胸部稍挺起，腹部微后收，两臂自然下垂，手指并拢；脚跟靠拢，脚尖分开约 60°；脚跟、臀尖和两肩胛间三点同时靠立柱。测量者将底板轻轻滑下，与颅顶点接触，读数精确到 0.1 cm。注意姿势变动，防止歪头、下缩或故意抬头等（图 1-3-1）。

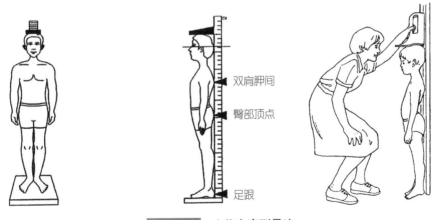

双肩胛间

臀部顶点

足跟

图 1-3-1　立位身高测量法

2. 卧位身长

3 岁以下小儿不能站立，或不易维持直立位，故取卧位，测量头顶点至足底距离。测量前先脱去鞋帽袜，穿单衣，仰卧于测量床底板中线上。助手扶正头，头顶轻触头板，小

儿面朝上。测量者位其右侧，左手握住小儿双膝使腿伸直；右手移动足板，使其接触双侧足跟，按量床侧读数并记录，读数精确至 0.1 cm（图 1-3-2）。

3. 坐高测量

坐高测量时处于坐位，测量自头顶点至坐骨结节处的高度，反映躯干发育状况。测量时坐在计量坐板上，骶骨、两肩胛间紧靠立柱，躯干自然挺直；两大腿伸直，与躯干成直角。注意坐凳高度，如腿悬空可在脚下垫以木块，使腿的伸直面与地面平行。坐直，双眼平视前方，臀部紧靠立柱，双肩自然下垂。读数精确至 0.1 cm（图 1-3-3）。

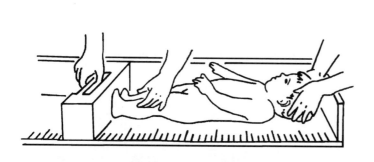

图 1-3-2　卧位身长测量法

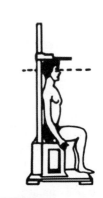

图 1-3-3　坐高测量法

4. 顶臀长测量

其意义同坐高。用于 3 岁以下小儿，测量自头顶点至臀部的长度。取卧位，测量者左手扶小儿下肢，使膝关节弯曲，骶骨紧贴底板，大腿与底板垂直；右手移动足板，紧压小儿臀部，读数精确到 0.1 cm。

三、身高测量如何才能准确

在生长发育门诊准确测量身高非常重要，否则无法可靠地评价孩子的生长情况，特别是计算生长速度和评价治疗的效果时。在实际工作中，不同人测量的身高误差非常常见，有时同一个孩子前后测量误差可达到 3~4 cm。一般用精确测量技术和较精密的测量工具进行精确测量时，要求将两次测量的误差控制在 3 mm 以内。

哪些因素会影响身高测量的准确度呢？一般身高测量出现误差多数是由于孩子站立姿势不符合标准，未脱鞋袜，或测量时配合不好，例如不停地活动，或由于两次测量时间不在一个时段等原因造成的。如早晚的身高就有明显的差异。而通常一天内身高的变化规律是晨起最高，睡前最低，这是缘于一天的活动和压迫，可能使椎间盘变薄，足弓变浅，脊柱弯曲度增加的缘故。

四、上部量和下部量的测量

人体的全部长度，以耻骨联合上缘为界分为上、下两部分。从头顶至耻骨联合上缘的长度称为上部量；从耻骨联合上缘至足底的长度为下部量。上部量主要表示头及脊柱的生长，下部量代表下肢长骨的生长。二者长度随年龄而变化，出生时上部量约为身长的

60%（30 cm），下部量约为身长的 40%（19.5 cm），故身长的中点位于脐上，外表看上去下肢短。下部量的增长速度较上部量快，至 3 岁时下部量长度已为出生时的 2 倍。而上部量至 7 岁时为出生时的 2 倍。这就提示小儿身长的增长主要是长骨的增长。随着上、下部分以不同的速度增长，身长中点逐渐下移，一岁时移至脐部，6 岁时至下腹部，11~12 岁上、下部量大致相同，中点近于在耻骨联合上缘处。身材高大者身长中心可移至耻骨联合以下，故身材高大者下肢较长，身材矮小者下肢相对稍短。上、下部量比值的意义同坐高与下身长（身长减坐高）比值一样。但后者测量简单，因而更为常用（表 1-3-1）。

表 1-3-1　坐高和下身长比值

年龄组	男	女	年龄组	男	女
初生 ~	2.01	2.01	4.0 岁 ~	1.35	1.34
1 个月 ~	1.97	1.94	4.5 岁 ~	1.32	1.32
2 个月 ~	1.95	1.93	5.0 岁 ~	1.31	1.29
3 个月 ~	1.92	1.90	5.5 岁 -	1.28	1.28
4 个月 ~	1.88	1.87	6.0 岁 ~	1.26	1.25
5 个月 ~	1.85	1.83	7.0 岁 ~	1.22	1.22
6 个月 ~	1.80	1.79	8.0 岁 ~	1.20	1.19
8 个月 ~	1.76	1.75	9.0 岁 ~	1.17	1.17
10 个月	1.72	1.71	10.0 岁 ~	1.15	1.15
12 个月 ~	1.67	1.66	11.0 岁 ~	1.13	1.14
15 个月 ~	1.65	1.63	12.0 岁 ~	1.12	1.15
18 个月 ~	1.62	1.61	13.0 岁 ~	1.12	1.16
21 个月 ~	1.58	1.57	14.0 岁 ~	1.13	1.17
24 个月 ~	1.54	1.53	15.0 岁 ~	1.14	1.18
2.5 岁 ~	1.49	1.48	16.0 岁 ~	1.15	1.18
3.0 岁 ~	1.43	1.42	17.0 岁 ~	1.16	1.19
3.5 岁 ~	1.38	1.37	18~19 岁	1.17	1.19

注：数据来自 1995 年九市儿童青少年体格发育调查。

下部量特短者常见于先天性甲状腺功能低下及骨、软骨发育不全等。下部量过长往往是生殖腺功能不全的症状。

五、四肢各部分长度测量与评价

儿童生长常用的指标是身高和体重。有时也测量四肢各部分长度，多数是在特殊需要的时候。这些长度测量包括手长、足长、上肢长、下肢长、大腿长、小腿长、上部量、下部量等指标；宽度测量指标有肩宽、骨盆宽、胸廓横径、前后径、指间距等；围度测量指标有：头围、胸围、上臂围、大腿围、小腿围、腰围、腹围等；代表营养状况的有皮褶厚度。通过有目的的测量和评价可了解身体不同部位生长情况。其中，长骨的增长程度、特点和发育趋势，对评价体型，诊断生长发育，预测身高，选拔体育运动、舞蹈等专业人才有重要意义。以下重点介绍长度测量：

1. 手长测量

使用带滑板的短钢尺，测量自桡尺骨远端腕横纹至中指尖的长度，读数精确至 0.1 cm。

2. 足长测量

使用足长测量器。受试者站立，右脚踩在测量器底板上；足的纵轴与测量尺平行，固定挡板贴于足后跟的后缘。移动滑板至最初足趾端，读数精确至 0.1 cm（图 1-3-4）。

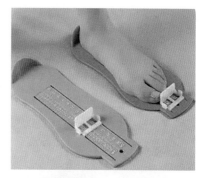

图 1-3-4　足长测量法

3. 上肢长测量

用带游标的直钢尺测量。受试者双脚分开，与肩同宽，自然站立；上肢自然下垂、五指并拢伸直。测量者站其右后方，标尺尖端指向肩峰点，移动游标，尖端指向右手中指指端，读数精确至 0.1 cm。

4. 下肢长测量

受试者脱鞋袜，右手下垂到腹部。测量者先用手扪清右侧大转子点，而后取蹲位，将钢尺零点端垂直于地面。调节游标，使尖端指向此点，此距离即为下肢长，读数精确至 0.1 cm。

5. 小腿长测量

使用仪器与测量上下肢长者同。受试者站立，腿抬起并屈膝，脚踩凳上，脚掌紧贴凳面，小腿与凳面垂直。测量者面对受试者，游标尺与小腿胫骨纵轴平行，固定齿端，对准胫骨内侧髁下端。移动尺的游标，使之对准胫骨内侧髁上缘，记录自该处至胫骨内踝下端的距离，读数精确至 0.1 cm。

六、儿童围度测量指标

儿童常用围度测量指标包括头围、胸围、上臂围等指标。

1. 头围

即头颅的围长，间接反映颅内容物的大小。新生儿头围大于胸围，以后随月龄增长，胸围逐步超过头围。因此，头围与胸围交叉所在的月龄大小，可作为评价婴儿营养状况的指标。头围与脑组织、颅骨的发育有关。前囟由额骨、顶骨的骨缝构成，出生时斜径约 2.5 cm，出生后 12~18 个月闭合；后囟由枕骨与顶骨骨缝构成，呈三角形，出生后 0~3 个月内闭合。佝偻病、脑积水、地方性甲状腺功能减退等均可致囟门闭合延迟；颅内压增高可致前囟饱满；严重脱水、营养不良可致囟门凹陷。

2. 胸围

即胸廓的围长，反映胸腔容积、胸背肌发育和呼吸器官的发育程度。测量使用带 mm 刻度的胸围尺。受试儿赤裸上体，安静站立，两臂下垂伸直，均匀平静呼吸。面对受试者，将带尺上缘经背部两肩胛骨下角下缘绕至胸前两乳头中心点上缘进行测量。乳房已开始发育的女孩，以胸前锁骨中线第四肋处为测量点，在被试者呼气末而吸气尚未开始前读数记录，为平静状态下胸围。再让其做最大深吸气，终末测其吸气胸围，稍停再令其做最大深呼气，终末测呼气胸围。二者之差为呼吸差。

3. 上臂围

分为上臂紧张围和上臂放松围。反映所在部位肌肉、脂肪和骨骼的围度总和。小儿肌肉、骨骼的个体差异相对小，而脂肪多少对上臂围影响较大。因此，常用上臂放松围间接反映脂肪变化，上臂放松围与体重结合用来估计营养状况。5 岁以下小儿上臂围变化小，可用 13 cm 作为 1~5 岁小儿营养不良的指标。青少年肌肉发育，使上臂围间接反映脂肪的敏感性下降，故常需同时测定上臂紧张围和放松围，通过两者之差来反映肌肉的发育程度。测量时，受试者自然站立，两足分开与肩同宽；测量者面对受试者，嘱其将右手上臂举向前方（约 45°），掌心向上握拳，用力屈肘，用带尺绕肱二头肌最粗处，测得上臂紧张围；然后，带尺保持原位，上臂不动而前臂伸直，手指放开，测得上臂放松围；读数均精确到 0.1 cm（图 1-3-5）。

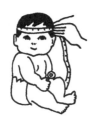 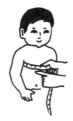 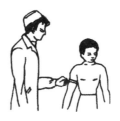

头围测量法 　　胸围测量法 　　　上臂围测量法

图 1-3-5　围度测量

七、儿童宽度测量指标的评价

肩宽和骨盆宽，是常用的宽度指标，青春期前后变化比较大。可用以反映男女的体态特点。胸廓横径和胸廓前后径主要反映青春期发育结束后胸廓的发育程度。

1. 肩宽

即左右肩峰点间的直线距离。受试者取直立位，姿势与测量胸围时相同。测量者站于受试者正后方，用两示指沿肩胛冈摸到肩峰外侧缘中点，用测径规测量，读数精确到 0.1 cm。

2. 骨盆宽（图 1-3-6）

使用测径规，测量左右髂嵴点间的直线距离。测量者和受试者的站位与测量肩宽时相同。用示指摸到受试者两髂嵴外缘最宽处，测量读数。肩宽、骨盆宽的测试误差都不得超过 ±0.5 cm。

3. 胸廓横径

受试者取直立位，测量者面对之，将测径规双脚置于两侧腋中线的第 4 肋骨上，平静状态下读数，精确至 0.1 cm。

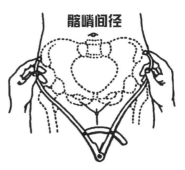

图 1-3-6　骨盆宽度测量

4.胸廓前后径

受试者取直立位，测量者站其右侧面，将测径规一脚固定于平第4肋骨关节的胸骨处，另一脚置于背侧同水平棘突上，读数精确至0.1 cm。

八、如何评价儿童皮褶厚度

皮褶厚度，是推断全身脂肪含量、判断皮下脂肪发育情况的一项重要指标。皮褶厚度可用X线、超声波、皮褶卡钳等方法测量。

1.测量皮褶厚度的常用测量部位

①腹壁皮褶厚，取平脐处右侧锁骨中线处腹壁；②肱三头肌皮褶厚，取右侧肩峰与尺骨鹰嘴连线中点1 cm处；③沿右侧肩胛下角下沿与躯干呈45°方向。该三处分别反映腹部、四肢、躯干部皮下脂肪的累积程度。这些部位皮下组织均衡，脂肪与肌肉易分离，测点明确，重复性高。

2.测量方法

先找到准确位置，测量者用自己手的拇、示指在被测部位轻轻捏起皮肤和皮下组织，两指间距3 cm；右手握持皮褶厚度钳，置入手指下方，待皮褶钳指针稳定后读数，精确到0.1 cm。注意手指夹持皮褶的力量恒定，尽快读数，读数时勿放松左手夹持的组织（图1-3-7）。

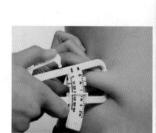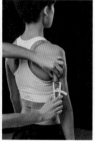

图1-3-7　皮褶厚度测量

九、体重与身高

构成体重的成分主要是骨骼、肌肉、内脏、体脂和水。体重变化较大，与健康和营养状况直接相关，而且呈双向性变化。远期或近期营养不良均可引起体重下降，下降超过一定程度时，提示存在阻碍生长的危险因素。体重过大或增长过快，提示有肥胖危险。

测量体重，应用杠杆秤，不能用弹簧秤，以确保准确。测前先检查秤杆零点位置。测量时将砝码调至与个体对应的体重附近。受试者上秤后，调整游锤到杠杆正中水平。脱去外衣、鞋帽，排空尿液粪便；若条件允许，男孩只穿衬裤，女孩加小背心；若因故不能多脱衣服，设法扣除衣服重量。新生儿称体重应用特殊磅秤，最大载重10 kg，精确到20 g；1个月到6岁用婴幼儿磅秤，最大载重量50 kg，精确到50 g。WHO计算身高和体重的公式：男性标准体重 =（身高 − 80）× 70%；女性标准体重 =（身高 − 70）× 60%，标准体重正负10%为正常体重。标准体重正负10% ~20%为过重或过轻，标准体重正负20%以上为肥胖或体重严重不足。

标准体重计算公式：

1~6个月体重（kg）= 3 kg+ 月龄 × 0.7（kg）；

7~12个月体重（kg）= 4 kg+（月龄 − 6）× 0.5（kg）；

2~12岁体重（kg）= 8 kg+ 年龄 × 2。

十、体重增加的规律

体重，指人体各部分的总重量，在一定程度上代表个体的体内所有骨骼、肌肉、内脏和皮下脂肪的重量，并逐步增长的综合情况。这是衡量个体营养状况的最重要指标。在儿童成年前的生长发育过程中，体重的增长是一个连续的、有一定规律的过程（图1-3-8）。

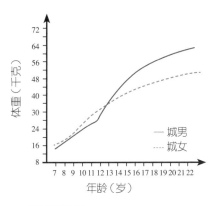

图 1-3-8 儿童体重增长规律

体重增长的规律，以出生体重正常的婴儿为例：出生后的头3个月，体重增加的速度最快，以后随着婴儿月龄逐步增加而有所减慢。但一般出生3个月孩子的体重能比刚出生体重增加1倍。1周岁时体重为出生体重的3倍，1~2岁时每年体重增加2.0~2.5 kg，2~10岁则每年增加2 kg，进入青春期后体重与身高一样也会迅速增加，每年增加4~5 kg。

营养因素，对生长发育具有非常重要的影响，而且年龄越小时越容易受影响。所以，定期监测体重除了帮助评价营养状况以外，同时通过比较体重的增长规律，可以帮助家长及临床医生及时发现儿童生长发育的异常情况，并及时地寻找原因，进行干预。大部分疾病对儿童的体重增长都会有一定影响。但是急性感染或其他疾病常仅使孩子的体重减轻，而反复感染或其他慢性疾病，则会同时影响儿童体重和身高的增长。

十一、父母要记录儿童的生长资料

父母要记录儿童生长资料，并要学会绘制生长曲线。

1.首先，通过绘制生长曲线，可以提高对孩子的生长情况的重视程度和认知。同时可以通过自己收集的孩子的生长资料，参照正常人群的生长参考值，提高对孩子生长情况的了解和评估，可以了解孩子的生长是否正常。

2.另外通过绘制其生长曲线，参照正常人群的生长参数的参考值，可以了解孩子的生长情况是否偏离正常的生长轨迹，例如12岁男孩，他的身高是145.2 cm，相当于第25百分位，但是最近半年他的身高仅增加了1.5 cm，生长速度明显落后于同龄的男孩，通过对照其生长曲线，可以发现孩子生长轨迹偏离了正常水平，因此，需要及早到儿科生长发育门诊咨询医生，并做相关检测，以明确生长减缓的原因，及时进行健康调理。

十二、儿童的生长情况要看生长曲线

生长监测，是指对同一儿童在一定时间内，特定的年龄阶段反复测量身高和体重。一次性测量的身高、体重值反映的是测量当时的年龄所达到的生长水平。临床上医生还需要了解一定时间内儿童生长的速度，因为儿童的生长速度是判断生长障碍最直接、最简便有效的方法。通过不同时期内连续测量身高，就可以计算出身高的生长速度，从而了解加速或迟缓的情况，影响因素是什么？如何帮助孩子？生长速度正常可以说明孩子目前的生长是正常的，但不能断定以后的生长是否正常。对生长速度减慢的儿童，不论目前身高如何，都可以解释为生长不良。

　　孩子生长速度是否正常，最简单的方法就是描绘生长曲线。即将不同年龄间隔测量的数据记录下来，并在生长曲线上进行描记。如果儿童自身的曲线沿着其中一条线平行上升，就表明生长速度正常。如果生长曲线变平或下降，说明生长出了问题。如果用数字进行评估，3 岁以上儿童每年身高增长不足 4 cm，则视为生长迟缓。对青春发育期儿童，则还需要结合性发育程度、骨龄等指标进行综合判断（图 1-3-9）。

中国 2~18 岁男童身高、体重百分位曲线图

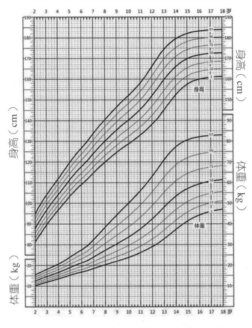

中国 2~18 岁女童身高、体重百分位曲线图

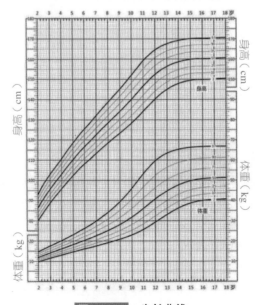

图 1-3-9　生长曲线

第二章　影响孩子生长发育的因素

一、营养状况会影响身高

　　影响青少年生长发育有诸多因素，而营养是影响青少年身高发育的一个极为重要的因素。人的一生有 3 个生长发育关键时期：0~1 岁内，学龄前期（4~6 岁），青春期（13~18 岁左右）。这 3 个时期都是人体发育期的迅速增长时期，所以，这 3 个时期，营养供应就显得非常重要。蛋白质是长身体的最佳最重要的营养物质。成年人每天约需要 80 克蛋白质，孩子相对需要更多一些。不仅要保证蛋白质的数量，还要注意质量。动物性食品如蛋、肉、鱼、乳类所含人体必需氨基酸比较完备，营养价值高，要保证足量摄入；大豆及豆制的蛋白质也是优质蛋白质，要让孩子经常进食。而且要注意荤素搭配，如豆类、花生、蔬菜与动物性食品搭配，可进一步提高蛋白质的营养价值，又可取长补短，增加人体对维生素和矿物质的吸收（表 2-1）。

表 2-1　中国 7 个月 ~10 岁儿童平衡膳食

食物	每日摄入量				
	7~12 月龄	13~24 月龄	2~3 岁	4~5 岁	6~10 岁
盐	不建议额外添加	0~1.5 g	<2 g	<3 g	<4 g
油	0~10 g	5~15 g	10~20 g	20~25 g	20~25 g
蛋类	15~50 g（至少一个鸡蛋）	25~50 g	50 g	50 g	25~40 g
畜禽肉、鱼类	25~75 g	50~75 g	50~75 g	50~75 g	80 g
蔬菜类	25~100 g	50~100 g	100~200 g	150~300 g	300 g
水果类	25~100 g	50~150 g	100~200 g	150~250 g	150~200 g
坚果				适量	50 克/周
大豆			5~10 g	15~20 g	105 克/周
谷类	20~75 g	50~100 g	75~125 g	100~150 g	150~200 g
薯类			适量	适量	25~50 g
母乳	700~500 ml	600~400 ml			
奶类			350~500 g	350~500 g	300 g
水			600~700 ml	700~800 ml	800~1000 ml

　　注：7~24 个月儿童：满 6 月龄起必须添加辅食，从富含铁的糊状、谷粉开始，继续母乳喂养，逐步过渡到以谷类为主食。

二、哪些矿物质对孩子们的长高有好处

众所周知，矿物质是生长发育不可或缺的成分，那么哪些矿物质对生长发育有重要的作用呢？

钙，是青少年生长发育不可缺少的矿物质，若食物中的钙供应不足，就会影响青少年的身高发育。据调查，缺钙的儿童补钙后要比不补钙的儿童个子长高得多。因此，膳食调配中应有含钙的食品，如奶类、蛋黄、虾皮、牡蛎、芝麻酱、大豆及豆制品（图 2-1）。

婴幼儿和少年儿童正处在生长发育阶段，应从食物中摄取适量的铁、铜等微量元素以防止贫血。铁是构成血红蛋白的必需物质，铜是合成血红蛋白的催化剂。据调查，贫血严重影响青少年的生长发育，贫血的孩子往往比同龄的正常孩子矮 2~10 cm。猪肝、猪血、蟹、贝类等食品中含铁、铜较多，平时应适当进食（图 2-2）。缺锌，也会影响儿童身高。锌是人体中的一种微量元素，富含于海产品、动物肝脏、瘦肉、坚果类食物中，其中牡蛎含锌最为丰富。缺锌会造成味觉差，食欲降低，摄入的食物少，很多该消化吸收的营养都没有消化吸收，自然影响身高发育。一项对一组体内锌低于正常 1/2 水平的儿童进行的检查发现，80% 的缺锌儿童发育迟缓。因此，要想孩子长高，自然也应多摄食富锌食品。

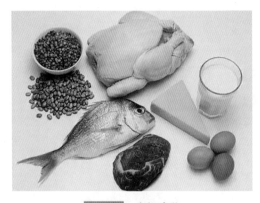

图 2-1　含钙食物

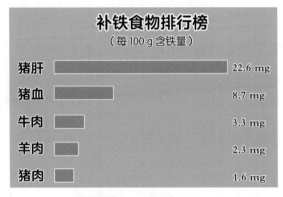

图 2-2　补铁食物排行榜

补铁食物排行榜
（每 100 g 含铁量）

猪肝	22.6 mg
猪血	8.7 mg
牛肉	3.3 mg
羊肉	2.3 mg
猪肉	1.6 mg

三、喝酒会影响孩子的生长发育吗

随着人们的生活水平提高，亲朋好友相聚或在喜庆节日时，我们的餐桌上往往云集了白酒、红酒和葡萄酒等。在我国，好客是传统，于是亲朋好友们喝酒时，孩子们也经常被邀喝一点或"少来一点"，长此以往就逐渐形成了习惯，于是也就成了我们谓之的"小酒鬼"。大部分家长认为喝点像葡萄酒或啤酒等低度酒对孩子们应当没有多大的危害，于是对孩子们喝酒也就睁一只眼闭一只眼。

实际上，即便是低度酒也都含有酒精。孩子喝酒后，酒精很快被身体吸收后进入血液，然后被肝分解代谢，这样就明显增加了肝的负担。长期饮酒，既会对孩子们的心血管系统造成损害，也会对肝功能造成一定的损害，严重者可导致脂肪肝和肝硬化。另外酒精对大脑也具有一定的毒性作用，加上孩子们往往缺乏足够的自制能力，很容易喝多，之后

出现精神兴奋、口齿不清、胡言乱语、走路不稳等轻度酒精中毒的症状。严重的酒精中毒会出现严重的神经功能紊乱，手脚麻木等情况。长此以往也会影响孩子们的食欲，导致食欲降低，消化道功能紊乱等，使得孩子消瘦，营养不良，严重者可导致生长发育障碍。

喝酒的危害还在于刚开始喝酒时，其危害并不会立刻表现出来，等到喝酒时间长了，形成习惯之后，其危害就逐渐显示出来了，而此时已经积重难返了。如果父母此时想要帮孩子们再改变这种坏习惯，就难之又难。因此，明智的父母就要尽量避免孩子沾染上这种恶习，以免影响其健康的生长发育（图 2-3）。

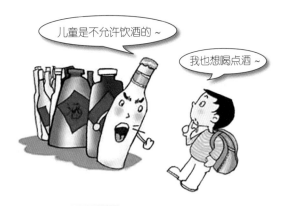

图 2-3　儿童不允许饮酒

四、吸烟会影响孩子的生长发育吗

现今，媒体上经常可以看到 14~15 岁的花季少年吞云吐雾，姿势潇洒优雅，这都会令青少年"粉丝"们对吸烟趋之若鹜。另外我们在大街上经常发现一个令人担忧的现象，即女孩子或者白领女精英们吸烟者越来越多。众所周知，医务人员一再告诫大家，吸烟不但使自己受害，而且会危害他人。而对生长发育期的少年儿童而言，吸烟对身体的危害性就尤为明显。

烟叶中主要成分是尼古丁和一些多环芳烃等。实际上有文献报道，烟叶中有害物质甚至可以达到万种以上，其中尼古丁可引起人体内小动脉痉挛，导致组织中血液供应减少，而发生组织缺氧，另外烟里还含有一些多环芳烃，均具有明显的致癌作用。尼古丁在吸气时，经口腔和肺进入机体内，约 5~10 s 进入血液，5 s 左右到达大脑并发生作用。目前吸烟对孩子的生长发育，尤其是对生长的负面影响方面，首先要考虑被动吸烟的危害，其次是孕妇吸烟，最后是孩子们自己吸烟对身体健康造成的危害。

五、睡眠会影响孩子们的身高增长吗

人的身高除与遗传、丰富的营养及体育锻炼等有关外，还与充足的睡眠关系密切。这是为什么呢？人的脑垂体分泌"生长激素"，管理着人体的生长发育，通过促进儿童及青少年的骨骼发育，使身高增长并可以促进人体蛋白质的合成。但是，脑垂体并不是一天到晚都在分泌生长激素的，它也有休息的时候。科学家研究发现，不仅不同年龄的人群有差异，而且一天 24 h 内生长激素的分泌也是不同的。刚出生的婴儿，每天睡眠 20 h 以上，在 24 h 内都有生长激素的分泌，其血液中生长激素的浓度水平都是比较高的。从儿童期开始，只有在睡眠时体内才分泌生长激素。进入青春期后，睡眠时生长激素的分泌量呈直线上升。20 岁以后，生长激素的分泌量才逐渐减少。可见，在睡眠状态下，生长激素分泌最旺盛。有人说，孩子在夜晚睡眠中生长，就好像夏天夜晚在庄稼地里，可以听到高粱、玉米生长拔节的清脆声一样。保证充足、高质量的睡眠，可以减少能量消耗，从而蓄积最大能量创造新细胞。另外注意睡卧的床要舒适，睡卧在舒适的床上，便于舒展脊柱及下肢关节，保证优质的睡眠，也非常有利于身高的增长。

六、孩子们需要多长的睡眠时间

目前尚无充分的资料证实睡眠时间长的人的身高一定高于睡眠时间短的人，但有研究者提出因为生长激素在深睡眠时分泌的脉冲次数明显增多，故而可以通过延长睡眠时间来增加生长激素的分泌，最终达到增高的目的。但是每个人所需要的睡眠时间可以因年龄而不同（见表2-2），每个个体之间也有很大的差别，如少数人每天只睡2~3 h就可以精神抖擞，而有的人每天必须睡够7~8 h，否则就整天没有精神。

一般新生儿每天需要14~20 h睡眠，1~6岁儿童每天需要睡11~14 h，7~10岁每天则需要睡10 h，青春发育期快速生长期间要求保证9~10 h的睡眠。

表 2-2   不同年龄段人群每天所需睡眠时间表

年龄阶段	所需睡眠时间（h）
新生儿	14~20
2~3 月龄	14~18
5~9 月龄	13~16
1~3 岁	12~14
4~6 岁	11~12
7~10 岁	10
10~14 岁	9
青春发育期	9~10
成年人	7~8

七、如何保证孩子们获得优质和充足的睡眠

睡眠对孩子的生长发育有着如此重要的影响，如何才能保证孩子的睡眠质量呢？家长需要注意保证睡眠环境安静和光线较暗，室温不宜过高；养成严格和固定的作息时间，有利于培养孩子们的生理睡眠周期；家长要起模范带头作用，避免熬夜；睡觉前不要进食过饱，也避免喝过多的水，尤其是甜的饮料；睡眠前不宜进行激烈的运动；在节假日尤需注意看电视或玩游戏时间不宜过长；白天睡眠时间不宜过长。通过营造良好的睡眠环境和培养良好的睡眠习惯，让孩子获得优质和充足的睡眠。

八、什么叫社会心理性矮小症

近年来每年有110万对夫妇离婚，有关部门报道1991—1999年平均每年递增4.4%，有的孩子因家庭暴力、虐待、饮酒、抽烟、服用药物、"一家两制"、两地分居、第二职业、失业威胁、期望值高、分配不公、婚外恋、居住拥挤、缺乏必要的卫生知识、价值取向

的冲撞等种种矛盾的纠葛，以及辱骂、讥讽、嘲笑、歧视等"心理暴力"，使孩子感受到冲撞的痛苦，从而使其体内的生长激素分泌量减少，他们的身高比在和谐环境中得到多方关爱的孩子矮，国外学者把因为缺乏爱抚和关心而停止发育，身高增长缓慢，成为矮身材的称为"社会 – 心理 – 矮小综合征"，也有人称之为"社会心理型矮小症"。

九、什么叫情感遮断综合征

身高大多与遗传、营养、内分泌等多种因素有关，这早已为人们所熟知。但一些专家研究发现，情绪障碍同样也能影响身高。如果一个孩子从小生长在缺乏家庭温暖的环境中，得不到充分的母爱，那么他的身高常比同年龄儿童矮小，国外称这类矮小者为情感遮断性身材过矮症，也有的资料称之为"情感遮断综合征"。情感遮断性身材过矮症的发生原因，主要是下丘脑、垂体系统功能受负面情绪抑制，进而引起垂体的生长激素分泌减少。这样的孩子除身高较矮外，尚有智力发育较迟、多饮、多食、独语、多动、人际关系不协调等异常行为。情感遮断性的小儿一般睡眠不踏实，缺乏安全感，有时在梦中喊醒、哭醒等，这些情况会影响到睡眠质量。而儿童的生长激素只有在深睡期和熟睡期才分泌旺盛，因此说，睡眠不安，易惊醒的孩子，这种生长激素的分泌就有可能受到很大的抑制，这也是孩子长不高的重要原因之一。

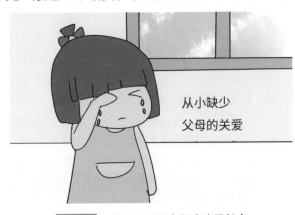

国外也有研究发现，一旦这些孩子解除负面的心理因素的影响，有相当一部分孩子能够迅速地出现追赶性生长，身高可以达到正常孩子的水平（图 2-4 ）。

图 2-4　负面心理因素影响孩子长高

十、紧张焦虑会影响孩子长高吗

据美国纽约州心理研究所儿童心理学家丹尼尔派思最近报告，整天生活在紧张焦虑情绪中的女孩比具有快乐稳定情绪的女孩身材矮小。这项报告是对 716 个从 9~18 岁孩子做 9 年跟踪研究而得出的。感觉紧张的女孩比感觉快乐的女孩矮 5.08 cm，且有 2 倍以上的可能性不会成为身高 1.57 m 以上女性。心理学家猜测情绪可能抑制生长激素的正常分泌。这项研究也发现紧张情绪似乎不会造成男孩子身材矮小。这可能与男孩女孩面对压力的生理反应不同有关。但具体的机制是否如此，有待进一步研究证实（图 2-5 ）。

十一、气候会影响孩子生长发育吗

人的容貌、性格和行为，并非完全能由人类自己主宰，这个"权力"有时还握在大自然的"手里"。人的高矮胖瘦以及容貌的红黄黑白，不仅与人的遗传有关，而且与气候也有一定的关系。

在欧亚大陆，生活在赤道附近热带地区的人，由于光照强烈，气温又高，人的皮肤颜色黑黝黝的。为了抵御酷热，他们的脖子很短，头明显偏小，而鼻子较阔，这样有利

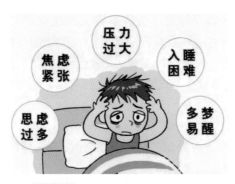

图 2-5　紧张焦虑影响生长发育

于散发体内热量。在寒带、温带的高纬度地区，常年太阳不能直射，光照强度较弱，气温很低，严寒期又长，这里大多为白种人。为了抵御严寒，他们往往有一个比住在温、热带地区的人更勾的鼻子。鼻梁较高，鼻内孔道较长。就头型而言，寒带和温带居民头大、头型圆，脸部比较平，这很有利于保温，减少散热量。生活在热带地区的人性情易暴躁和发怒。居住在寒冷地带的人则养成了能控制自己的情绪、具有较强的忍耐力的性格。比如生活在北极圈内的爱斯基摩人，被人们称为"永不发怒的人"。居住在温暖宜人的水乡的人们，则对周围事物敏感，且多愁善感，机智敏捷。山区居民因为山高地广，人烟稀少，则说话声音宏亮，性格诚实直爽。为适应高山稀薄的空气，山区居民的胸部突出，呼吸功能发达，肺活量和最大换气量比沿海地区的居民明显偏多。气候对身高的影响更为明显。以我国为例，北京的年日照时数为 2778.7 h，武汉年日照时数为 2085.3 h，广州年日照时数为 1945.3 h，成都年日照时数最少，仅为 1239.3 h，所以这些城市居民的平均身高依次由高到矮。其原因是日光中的紫外线能使人体皮肤内的脱氢胆固醇变成维生素 D，这是人体维生素 D 的主要来源，有促进骨钙化和长粗长高的作用。由此可见，日照等气候因素也是一个影响身高的重要因素。

十二、为什么儿童在春天长得比较快

研究发现儿童一年四季的生长并非匀速，不同的季节中生长速度各不相同。研究指出，孩子们的生长速度在春季达到最快，尤其是在 5 月可长高 7.3 mm，而一般长得最慢的月份是在 10 月，仅可长高 3.3 mm。

孩子们在春季生长速度比较快的原因比较复杂，首先是因为春季阳光中的紫外线含量是所有季节中最高的。紫外线不仅有很好的杀菌作用，而且能刺激骨髓增生，促使红细胞增多，加快组织的新陈代谢。紫外线对于骨骼的生长发育同样有益，因为无论是食物来源的维生素 D，还是人体皮肤组织来源的维生素 D，只有经过紫外线的照射转化成维生素 D_3，才能被人体吸收，进而在肝肾内转化成具有生物活性的羟化维生素 D，后者能促进胃肠道对钙、磷的吸收，减少经肾小管的排泄，为骨骼的生长发育提供充足的钙、磷。

其次，春季是充满活力的季节，孩子经历了一个寒冷冬季的"猫冬"，在心理和生理上都渴望好好舒展筋骨活动活动，因此，春天到来后孩子们可以尽情投入到大自然的怀抱，尽情享受运动的快乐，同时也接受运动带来的生长激素分泌高峰，均有利于长高。少年儿童进行一定强度的跑、跳等户外运动能促进人体新陈代谢，加速血液循环，改善呼吸、消化功能，调节激素的分泌，能够对骨骼产生良性的机械刺激，促使其微结构的重建，加速骨骼的生长。

此外，春天给我们带来了丰富的食物，春季里的各种新鲜蔬菜、水果等含有人体长高所必需的蛋白质、维生素以及钙、磷、铁、铜等微量元素。很多家长不惜重金买来"奇珍异品""山珍海味"，其实对孩子来说牛奶、鸡蛋就是最优质的蛋白质和营养品，此外，一日三餐营养均衡不偏食即可，鲍鱼、鱼翅大可不必，人参、燕窝有害无益，更不可盲目地跟从各种广告而服用大量所谓的促进增长的药物，一些三无药品甚至会引起性早熟、骨骺早闭等严重不良后果。

最后，俗话说"春困秋乏"，孩子们在春天需要更多的睡眠时间，这对长高非常有利。正如前述，家长应该知道孩子的生长激素一半以上是在夜间熟睡时分泌的，如果因为各种原因影响了孩子的夜间睡眠，就会直接影响生长激素的分泌。而许多孩子为了完成作业或参加各种学习班，根本不能按时睡眠，长期处于睡眠不足的状态，这种情况将会严重影响孩子的长高（图2-6）。

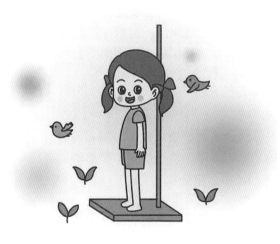

图2-6 春天是长高的黄金期

十三、地理环境会影响孩子们长高吗

一般认为，种族和遗传是制约人类身高的主要因素，而环境与地域则是决定身高的直接因素。在环境因素中，包括纬度和海拔的高低等因素，由于都可以明显影响人类所居住的环境，导致人类所居住的环境中温度、日照、空气湿度等因素的明显差异，最终可以导致居住在不同地理环境的人们身高有了很大的差异。

有研究者发现人体表面积同年平均气温和降水相关，如果气温下降、降水减少，人的生长发育像其他生物一样将会延长，身体容易长高。同时在湿度增加的情况下太阳紫外线减少，人体维生素的合成受到限制，影响骨骼的正常发育。非洲黑人之所以能长高，主要是在高温干燥的环境中太阳紫外线强烈，能促进维生素 D 的形成，同时，又高又瘦的身材相对增加了人体表面积，有利于体内热量的散发。而欧洲北部低温高湿，要求体内贮存相当热量，使他们长胖，促成又胖又大的身材结构。

十四、为什么我国北方人的平均身高明显高于南方人

在影响人们身高增高的环境因素中，首先是位置因素。从我国和世界的情况看，一般是低纬度人的身材较矮，高纬度人的身材高大魁梧。例如，我国东部沿海，从华南向东北人的身高依次增加。在欧洲，从地中海地区向北欧，人们的身高依次增加，西班牙人平均 1.62 m，芬兰人平均 1.67 m，丹麦人平均 1.69 m。据研究，人的身高与温度关系密切，通常是随着区域内气温的降低而增加，随着湿度的减小而增加。我国东部沿海和欧洲大西洋沿岸人类身高的变化规律正说明了这一点。

十五、海拔的高低会影响人的身高吗

在同一纬度，往往海拔与人的身高成正比，研究表明，不论是高山地区的成年人还是少年儿童，他们的个头都比平原地区更大一些，这是因为随着海拔的升高，气温和降水都会发生变化（气温随高度增加而降低），太阳辐射增强，有利于骨骼的生长发育；大气密度的减小，要求人的肺活量增大，造血功能要提高。因此高山地区居民骨骼粗大，胸部宽阔，提高了对高山地区严寒环境的适应性。例如，我国处于同一纬度的四川盆地和青藏高原地区相比较，居民身高前者就远低于后者。俄国学者季米里亚捷夫有句名言"人是太阳的儿子"。这充分说明光照对人体的重要性。

十六、重金属污染会危害孩子们的生长发育吗

当前，环境污染日渐成为人类健康的重大威胁和我们茶余饭后的热门话题。而环境污染中，重金属污染是最常见的污染之一。一系列研究已证实，重金属污染，例如铅、汞、锰、铬等污染都会严重危害孩子们的生长发育（图 2-7）。

比较麻烦的是重金属污染往往不容易被我们及时地察觉出来，因为肉眼是无法发现的，故重金属污染有三大特点：隐蔽性、广泛性和蓄积性。如果没有专门的检测设备，我们通常难以发觉居住环境已经受到重金属的污染。另外各种重金属污染物途径十分广泛，可通过水、空气、食物，甚至可以经过皮肤或呼吸道进入人体内，而一旦这些重金属污染物进入体内后，因其难以代谢或排泄的特点，就使其在体内逐渐蓄积起来。

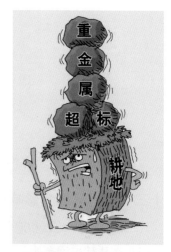

图 2-7 重金属污染耕地

最初时间，由于体内重金属污染物的含量还比较低，对人体尚不能造成很明显的影响，但久而久之，当人体内的重金属含量超过人体所能负荷的范围后，就会开始影响孩子们正常的生理功能，严重者可明显影响他们身体的正常生长发育，甚至可能会危及孩子们的生命。

十七、铅中毒会危害儿童的生长发育吗

儿童中最常见的重金属污染是铅中毒。在我们的日常生活中，无处不存在铅的痕迹，比如孩子可能通过接触含铅的玩具及餐具，进食被铅污染的食物，喝了含铅的中药等途径而摄入过量的铅，被铅污染。另外，我们常用的一些装修材料、家具涂料、汽车排放的尾气中都含有含量不低的铅。当孩子们长期接触这些污染物后，随着体内铅的含量逐步增加，孩子们的生长发育就可能会受阻。

慢性铅中毒主要通过影响儿童的骨髓造血功能，引起贫血、食欲缺乏，最终也可影响孩子们的生长发育。如果家长们掉以轻心，疏于照料，或没有及时发现孩子们出现的异常征象，最终会贻误孩子们的生长发育关键时机，错过快速长个的黄金时段，而最终导致成年后的矮个，除此之外还可能有其他严重的全身性后果（图2-8）。

十八、电子产品的过度使用会影响孩子们的生长发育吗

手机、电视机、计算机与我们的生活越发息息相关，而使用者逐渐呈低龄化趋势，那么目前困扰孩子们的常见问题如玩手机、长时间上网或看电视到底对孩子们的生长发育和全身健康有何影响呢？

1.影响神经系统发育

学生长时间上网和操作计算机，易引起神经衰弱症，主要表现有头痛、乏力、嗜睡、失眠、多梦、记忆力减退、手足多汗等。

2.影响视力

长期接触射频辐射（尤其微波），可使眼晶状体上产生点状、小片状的浑浊。长时间上网而不注意休息，可出现视物模糊和干涩感。特别是进行网络游戏时，画面变化骤然；儿童紧跟画面、缺少眨眼动作，可引起视力下降。因长时间上网而引发的暴盲症（急性内障性眼病）属于此类。患者眼外观正常，但单、双眼视力迅速下降，以致骤然丧失视力。暴盲症的起因是眼部肌肉过度疲劳，眼肌痉挛麻痹，眼动脉供血不足。直接后果轻者引起近视，重者导致视网膜脱离，造成视力严重障碍，发生暂时性、永久性失明（图2-9）。

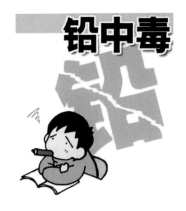

图2-8 铅中毒

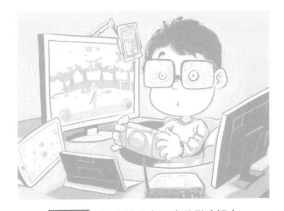

图2-9 过度使用电子产品影响视力

3.影响性器官发育

长期、高强度的射频辐射（手机等无线电设备）可导致部分性腺组织出现结构缺陷，直接影响成年后的生育功能。

十九、化妆品会影响孩子们长高吗

近些年随着社会生活水平提高，化妆品日益普及并深刻地影响着人们的生活。在"美丽产业"方兴未艾的今天，各年龄阶段都有其"适用"的化妆品，包括现在市场上标榜所谓的儿童化妆品也层出不穷。经常见到家长把小家伙们涂抹得的"姹紫嫣红"，唇膏、眼影、指甲油等"十八般武器"悉数上场，甚至很多家长直接让孩子使用成人的化妆品，而尚在生长发育期的青少年学生中，为彰显个性把自己的头发染得五颜六色者比比皆是。

因此，儿童青少年卫生保健专家对儿童及青少年使用化妆品的必要性与安全性的顾虑日渐增加，尤其是化妆品对儿童青少年生长发育的影响（图2-10）。

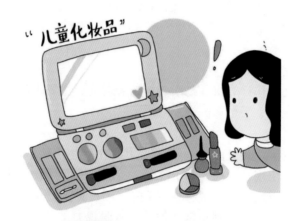

图 2-10   化妆品影响儿童长高

化妆品是在基质中添加各种成分精制而成的日用化学产品。化妆品中常见的添加剂有香料、防腐剂、色素、水溶性高分子化合物、表面活性剂、保湿剂、化妆品用药物、金属离子螯合剂和其他成分。这些特殊添加剂都可通过皮肤吸收以后进入人体，引起一系列的不良反应。其中最重要的是汞、铅、砷等重金属含量的超标，这些重金属可造成消化系统、神经系统等多种疾病，而且是致癌的危险因素；对于各位小朋友来说，这些物质还可以导致性早熟、身材矮小等多种内分泌疾病，为了暂时的美丽而酿成如此严重的后果实在得不偿失。

二十、疾病会影响儿童长高吗

拥有健康的身体是保证儿童长高的前提。在孩子的生长发育过程中，多种疾病对小儿生长发育的干扰阻扰作用十分明显。急性感染常使体重减轻；慢性病则同时影响体重和身高的增长。各种急慢性疾病可能通过不同原因影响孩子们的生长与发育。同时由于病变发生的部位、影响的范围的大小、严重程度和病情持续时间等不同，导致其对生长发育的影响程度也不同。

　　一般急性疾病对生长发育的影响是暂时的，对体重的影响可能不明显，在身体营养状况良好的情况下，一旦急性疾病得到控制，很快就可以恢复正常的生长发育。一般对孩子成年身高不会产生负面的影响。

　　在婴幼儿中经常发生的消化道疾病和呼吸道疾病，或者反复发生，或者形成慢性的感染性疾病（婴幼儿最常见的为腹泻、下呼吸道感染），如果合并有营养状况欠佳，则小儿的生长发育可以延缓。但积极治疗后疾病可迅速治愈，生长发育则很快可以恢复。因此积极防治婴幼儿腹泻和呼吸道感染，对儿童正常生长发育具有非常重要的意义。

　　但是有些疾病，如染色体异常、骨软骨发育不良、慢性肾功能不全等如果是不可治愈的全身性疾病，对生长的影响是不可逆转的。如果是一时性的疾病如先天性心脏病，手术后已好转或已治愈，则其对生长发育的负面影响有可能减轻。但是如果治疗时间太晚，孩子的骨龄已经偏大，则对孩子的最终身高有一定的影响。在影响生长的各种疾病中，内分泌疾病常引起骨骼生长和神经系统发育迟缓；先天性疾病如先天性心脏病、21-三体综合征、软骨发育不良等，对体格和精神神经发育的影响更为明显。如果早期发现孩子有以上疾病，应及时到医院诊断处理，解决了问题，孩子完全有机会重新获得长高的机会。因此，在孩子们的生长过程中，要密切观察和监测其生长发育情况，积极防治常见病、多发病、早期发现和及时治疗可能引起生长障碍的原发病，尤其是可治性原发病，以免对其生长发育造成长期或永久性损害。

第三章 矮小症的概念

一、矮身材的标准

孩子身高怎么样？高还是矮呢？怎么判断孩子高矮是正常呢？家长大多凭感觉或者与其他的孩子比较。科学评判标准是什么呢？通常判断孩子身高是否正常用以下两种方法：百分位数法和标准差法。根据全国1995年城市身高调查结果，在相似生活环境下，同种族、同性别和同年龄的儿童，其身高低于正常人群身高第3百分位数者或低于平均身高2个标准差者（-2SD）为矮小。例如，有一位3岁男童，身高87 cm，以中国0~18岁儿童青少年身高体重百分位数表所示，3岁男童身高的第3百分位值是89.7 cm，低于平均身高2个标准差的值是89.3 cm，可以判断该儿童属于矮小儿童。

二、如何判断孩子的身高是否正常？

人群中，孩子的身高有矮也有高，这是符合自然规律的。儿童的不同身高的人数呈现"正态分布"（图3-1）。最高的中间数为均数（平均数），表明这种身高的人数最多，中间数的两边，曲线逐渐降低，表示低于均数和高于均数的儿童人数逐渐减少。如前所述，按照标准差法，离均数左右2个标准差以内，均属正常范围，所以大约95%儿童的身高是在正常范围以内。按照百分位数法，中等身高为第50百分位（$P50$），即相当于均数；第3~97百分位（$P3$~$P97$）占据94%的人数属于正常范围。随着营养等条件的改善，儿童身高的水平在提高，因此，正常标准也随着有相应的提高（图3-1）。

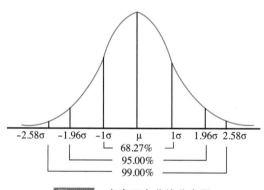

图 3-1 身高正态曲线分布图

注：μ为均数，σ为标准差。

不过，判断孩子的身高是否正常时，除了这种标准外，还应参考孩子父母的身高，如果孩子的父母很高，他们孩子的身高，即使比第三百分位数字高一些，也应引起注意。另外一个需要引起注意的指标是孩子的生长速度，即每年身高增长的厘米数。人的生长速度有两个高峰期，即0~3岁和青春期。出生时平均身高为50 cm，第一年长约25 cm，第二和第三年各长约 10 cm 和 8 cm。青春期（男约 14 岁，女约 12 岁）开始，每年增长 8~12 cm，同时出现男女性征。在 3 岁至青春期之间每年增长 4~7 cm。如果在 3 岁至青春期之间每年增长 4 cm 以下，或在 3 岁以前和青春期身高增长速度低于正常 70%，均为生长缓慢。如果孩子的身高虽还在正常范围内，但是，近 1~2 年的生长速度低于正常的速度，也应该就医，检查其原因，以便及早发现疾病，得到及早治疗。

三、矮小症的孩子多吗?

根据北京协和医院儿科于 1985—1987 年，对北京东西城区 103 753 名小学生进行的矮小儿童发生率调查的数据，矮小儿童占的比例约为 1.92‰，即 1000 名儿童中约有 2 名矮小儿童。

在矮小儿童中家族性矮小占 1/10，体质性青春期延迟（即所谓晚长的孩子）占 1/5。家族性矮小和体质性青春期延迟同时存在时，儿童矮小更加明显。以上两种原因引起的矮小儿童共占 38.6%，即 10 个矮小孩子中大约有 4 个是因为父母身材矮小或青春期发育晚的遗传因素造成的。

矮小症的其他原因，有全身性疾病（如营养不良、慢性腹泻、哮喘等）、先天性疾病和遗传性疾病及内分泌疾病等。其中，生长激素缺乏症即垂体性侏儒症约占矮小儿童的 5.9%，患病率为 1/8646，即 8646 普查儿童中有 1 人是垂体性侏儒症。垂体性侏儒症早期干预是可以改善身高的。因此提醒家长注意，如果儿童矮小，长得慢时，应及早找儿童生长发育科医生咨询，及早诊断，针对性治疗，才能取得良好效果。

四、矮小孩子就诊时父母应陪伴

孩子身材矮小的病因比较复杂，家长带孩子看医生前除了要知道：到哪个医院、哪个科、找哪个医生外，还要知道医生可能要问到哪些问题，事先要做一些准备。一般，在就诊过程中，医生需要进行详细的病史采集（表 3-1），然后根据孩子的情况进行相应的检查，进而才能判断导致矮小的原因，并进行相应的治疗。

从表 3-1 可以看出，医生需要询问的内容涉及孩子成长的方方面面，恐怕只有父母或监护人才能提供全面翔实准确的病史资料。

另外，父母在场时可安抚孩子，并积极疏导他们的紧张情绪，减轻其受挫感，缓解孩子的心理压力，更有利于孩子们进行长期随访诊治。

五、如何正确理解孩子的身高

孩子身高的增长情况，通常是医学上判断孩子生长发育是否在正常范围的指标。除此，往往还存在社会的认同和职业要求。比如一些特殊行业（空乘、演员等）对身高有特别的要求，在行业招聘中也常会加入对应聘者身高标准的要求。另外一些家长和孩子本身也很在意自己的身高，女孩渴望"亭亭玉立"，男孩在意"高大威猛"。那么，如何才能实现这个美好的愿望呢?

孩子成年后的身高趋势如何呢? 通过前面的知识，我们已经知道，孩子最终的身高受很多因素的影响，其中父母身高的遗传学基础决定孩子最终身高的 70% 左右，尽管通过后天的努力，充分发挥其生长潜能，能使孩子的身高超过父母。但是，如果父母的身高均

表 3-1   儿童就诊时父母需准备的内容

询问病史	内容	提示
母亲妊娠情况	孕期病毒感染、吸烟、酗酒、营养不良	提示有小于胎龄儿（SGA）的风险
出生身长、体重	出生时胎龄、身长、体重	如低于同胎龄、同性别平均体重和（或）身长的第 10 百分位，提示小于胎龄儿（SGA）
出生史	出生方式（头位、臀位、剖腹产）、是否顺产、围生期损伤（产钳助产）	颅脑损伤（国内导致继发性生长激素缺乏症的常见原因）
生长发育史	生长速率、性发育、智力发育	女孩 8 岁前，男孩 9 岁前出现第二性征发育，以女孩出现乳房结节，男孩睾丸容积增大为首发表现，提示为性早熟导致的矮小； 生长速率降低提示生长的异常； Turner 综合征有时伴有不同程度智力低下； PWS 综合征患者伴有智力低下
父母青春期发育情况	父母青春期发育启动时间	父母青春期启动晚，患儿若女性 12 周岁、男性 14 周岁，仍无青春发育，提示体质性青春期延迟可能
家族中矮身材情况	父母及家族身高	父母身材矮小、生长速率 >4 厘米 / 年，智力和性发育正常，提示家族性矮小
既往史	慢性疾病、用药史、饮食与喂养、睡眠、运动、有无受歧视虐待等不良环境	如有慢性肝炎、肾炎、长期腹泻等提示为由慢性疾病导致的矮小； 在歧视虐待等不良环境中成长，提示为精神心理性身材矮小

较矮小，比如 1.6 m、1.7 m，而孩子的身高超过 2 m，那就不正常了，这时需要除外是否有垂体瘤导致的巨人症的可能了。

另外，家长要认识到身高并不是孩子人生的全部，要正确理解身高对人生的真实的意义，客观对待孩子的身高，帮助孩子拥有一个自信和快乐的人生。

六、靶身高及其计算方法

所谓靶身高（target height，TH）是指根据父母的平均身高，即所谓遗传潜力所确定的儿童成年身高。（见以下计算方法）。

如果一个孩子的身高不在预计的靶身高的百分位曲线范围之内，则需要寻找原因。值得注意的是，除了遗传因素外，还有其他很多后天环境因素也会影响孩子的最终身高。如通过改变营养、运动、锻炼等生活习惯，改变后天因素，有益于孩子充分发挥自己的生长潜能，并最终改善其成年的身高。

儿童成年身高的计算方法：

男孩靶身高（厘米）＝［父亲身高 +（母亲身高 +13）］/2 ± 7.5

女孩靶身高（厘米）＝［父亲身高 −13+ 母亲身高］/2 ± 6.0

七、生长速度与矮小病因分析

生长速度是指儿童每年身高增长厘米数。一般来说，正常生长速度在每年 4 cm 以上，3 岁以前和青春期生长速度则明显加快。如果儿童每年身高增长不到 4 cm 就意味着生长减慢了。

生长速度正常、外观也正常的矮小儿童，其常见的原因包括：①家族性身材矮小，即父母或家族中有身材矮的成员；②体质性青春期延迟，父母青春期猛长较晚，子女也随父母晚长；③小于胎龄儿，即由于胎儿在母体子宫内发育延迟，出生时个子矮小，大部分可以赶上正常身高，但有一小部分长大以后仍然比较矮小。这些孩子大多数外观正常，多数不用治疗。

生长速度减慢提示患儿可能存在急性或慢性的疾病，需要引起重视。常见的原因包括：①全身性疾病：如先天性心脏病、肺病、慢性腹泻、肝病、肾病、贫血、中枢系统疾病等，这些疾病都可以影响儿童的生长发育；②内分泌系统疾病：如生长激素缺乏症和甲状腺功能减低症。后者严重的患儿可表现四肢较短，体态不匀称。以上两种病的患儿生长速度非常慢，引起严重矮小。此外还有肾上腺皮质增生症，除生长速度减慢外，还表现为肥胖、性早熟，在早期小儿长得快，但骨骺过早闭合，最终身材很矮；③染色体疾病：如特纳综合征，发生在女孩，常在青春期前显得明显矮小，同时，可有其他外观异常；④佝偻病；⑤社会精神因素：如儿童生长在受到歧视、虐待的环境中，精神上极度压抑，使生长缓慢。这些患儿应当及时就诊，找出原因，对症治疗（表 3-2）。

表 3-2　生长速度减慢常见原因

全身性疾病	先天性心脏病、肺病、慢性腹泻、肝病、肾病、贫血、中枢系统疾病等
内分泌系统疾病	生长激素缺乏症、甲状腺功能减低症、肾上腺皮质增生症等
染色体疾病	特纳综合征等
营养性疾病	佝偻病等
社会精神因素	歧视、虐待等

八、匀称型和非匀称型小样儿

新生婴儿中有一种宫内发育迟缓的，体重在 2500 g 以下的小样儿，根据其体重指数和身长头围之比可以分为匀称型和非匀称型。匀称型多见于孕早期，由于营养状况不良、胎盘、脐带异常、遗传、感染等因素造成的胎儿发育迟缓。匀称型小样儿外观表现：头围、身长、体重均较小，外观看上去匀称，有可能合并神经系统和脏器发育先天不足，这种孩子将来常存在身体和智力发展问题（表 3-3）。

非匀称型发育迟缓，多见于孕后期营养供给不足，这种新生儿出生外观看上去头大身子瘦，也就是说，头围、身长在正常范围，而体重低于正常，像大头娃娃。这类宝宝预后较好，出生后正常母乳喂养，身体和智力都会趋于正常发育。

九、匀称型和非匀称型矮小症

矮小儿童的体型和外观可以明显不同。一种是身体虽然矮小，但是看起来匀称，儿童

表 3-3   匀称型和非匀称型小样儿

匀称型	非匀称型
身长与头围之比较大（比值＞1.36）	身长与头围之比较小（比值＜1.36）
重量指数较大	重量指数较小
生长潜能降低	生长潜能受限
孕早期发生	孕早期发生
脑发育同等程度受限	脑发育相对不受影响
低血糖少发生	易发生低血糖
可能原因： 遗传因素 孕期 TORCH 感染 染色体异常	可能原因： 胎儿慢性缺氧 母亲患子痫前期 母亲患慢性高血压 能量摄入不足

重量指数＝出生体重（g）×100/出生身长（cm）^{3}

的身体和四肢以及头面部都小且很匀称，我们称为匀称性的矮小。另一种是不匀称矮小，身体和外观不匀称。例如，有的头面部和躯干部与年龄相称，但四肢很短。正常 11～12 岁儿童身体的上部长度（从头顶到耻骨联合上端，耻骨联合在外阴部前面）和下部长度（耻骨联合上端至足底）约相等。不匀称矮小的病人身体上下部量长度比例不正常。

体型外观是否匀称对患儿的诊断有重要意义。体型外观正常的矮小儿童如果生长速度不是太慢，虽然身体矮一些但不很明显，可能属于家族性矮小、体质性青春期延迟或小于胎龄儿（small for gestational age infant，SGA）（即小样儿）等原因，一般不需要治疗。如果儿童的上下部量比例异常，生长速度很慢，可能因疾病引起，应当及早诊治（图 3-2）。

十、身材矮小综合征

身材矮小同时又有畸形表现，即在一个患儿身上除了身材矮小以外，还伴有不同类型的畸形，这种情况往往提示是一种生长障碍综合征，可能和遗传有一定关系。一般以最早报道的医生的名字来命名，即某某综合征。例如，Bloom 综合征是由索隆姆在 1970 年首先报道的，是一种常染色体隐性遗传病，表现为：对光过敏 - 侏儒 - 智力低下三联征，多见于男性，女性患儿较少见，女性携带遗传基因，本人畸形很轻（图 3-3）。

又例如 Hutchinson-Gilford 综合征，1886 年由 Hutchinson 最早报道，又称早老症。表现为未老先衰，出生后 1.5 岁开始衰老，出现脱发、皮肤变薄、皮下脂肪消失等，临床上病儿呈侏儒状，明显消瘦，前额突出，面部狭小，小下颌，呈典型的鸟样面容。早年牙齿脱落，5 岁就可能患老年人常见的冠心病，平均寿命只有 14 岁左右。这种病的原因不明，有的可能和遗传有关。其 X 线表现主要为全身骨质疏松，锁骨短小，肋骨和长骨纤细，颅面骨和穹隆骨不对称，下颌骨窄小，牙列不整齐，腰椎可呈鱼口状表现（图 3-4、图 3-5）。

又如 Rusell-Silver 综合征，由 Russell 和 Silver 分别在 1953 年和 1954 年报道该病，又称不对称身材 - 矮小 - 性发育异常综合征，这种综合征患儿的脸呈三角形，头大脸小，口角向下，白眼珠为蓝色，皮肤上有咖啡样斑块，身体瘦小。类似上述综合征很多，不

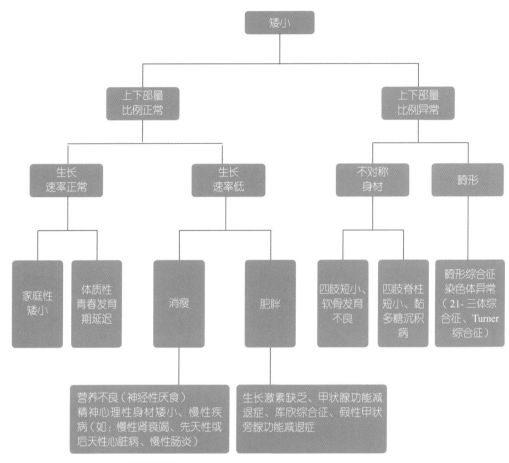

图 3-2　矮身材的诊断思路——从临床体征方面

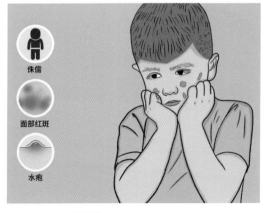

图 3-3　Bloom 综合征患儿

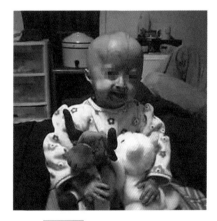

图 3-4　早老症患儿外貌

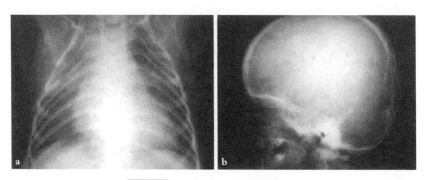

图 3-5　早老症患儿 X 线片特点

a.胸廓呈上窄下宽，肋骨纤细，心脏显示扩大；b.颅面骨和穹隆骨不对称，下颌骨窄小，牙列不整齐

一一例举。这类矮小伴畸形的患儿病因往往不清楚，常和遗传有关，诊断比较复杂，往往需要请遗传方面的专科医生会诊。多数疾病的治疗很困难，其中部分疾病可用生长激素治疗，身体可长高一些。

十一、又矮又傻要除外遗传病

儿童的身材矮小伴有智力低下的原因比较复杂。多数是先天性疾病，如染色体疾病、先天性生长障碍综合征、先天性代谢异常和内分泌疾病等。这类病人除矮小和智力低下外可有其他畸形表现。因此，凡是有矮小和智力低下的病人应找遗传病或小儿神经科专家会诊。下面列举几种较常见的疾病。

染色体疾病中常见的有 21- 三体综合征，又称先天愚型。顾名思义，这种患儿有智力低下（5 岁时智商只有 50，而正常应有 100 左右），身材矮小，有特殊的面容，如鼻梁低，双眼外侧上斜，舌头常伸在口外。病人中有 50% 可有先天性心脏病。手的掌纹只有一条，称通贯手，小指末端常向内弯。年龄越大的母亲生的孩子，发生这种病的可能性越大（图 3-6）。

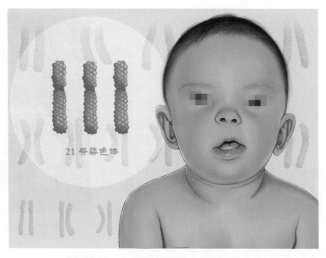

图 3-6　先天愚型（21- 三体综合征）

　　生长障碍综合征中有一种称为阔拇指宽脚趾综合征（Rubinstein-Taybi 综合征）。表现为身材矮小、突眼、斜视、宽鼻梁、小下颌、粗短的拇指及踇趾、并指、多指、智力低下、眼睛可有白内障、眼睑下垂、睫毛长等，智商 17~86，可同时有先天性心脏病、隐睾、泌尿系统畸形等。

　　先天性代谢异常疾病中有一种称黏多糖病，1 岁以后生长迟缓，个子矮小，智能落后。这类病人头面部畸形明显，如头大、前额突出、头颅骨呈舟状、颈部短、鼻梁扁平宽、嘴唇大而外翻、舌大张口，还有脊柱后凸、四肢骨异常、腹部凸起、肝脾大等。

　　内分泌疾病中有一种先天性甲状腺功能减低症，又称呆小症。如延误治疗，患儿表现呆傻、矮小和特殊面容。

　　还有很多矮小和智力低下同时存在的疾病，病因不明。对这类病人除甲状腺功能减低症外，只能对症治疗，无特效治疗办法。

十二、生长激素缺乏性矮小症

　　人的大脑中央下部有一个指头大小的器官叫垂体，垂体长在颅底骨的一个凹骨槽里，该骨槽叫蝶鞍。垂体分为前半部和后半部，在前半部有 5 种细胞，分别合成和分泌 5 种激素：生长激素（GH）、泌乳素、促肾上腺激素（ACTH）、促甲状腺激素（TSH）和促性腺激素（LH、FSH）。单纯缺乏生长激素者为单纯生长激素缺乏症，还有生长激素缺乏伴有其他激素缺乏者，如生长激素缺乏同时有促甲状腺激素、促性腺激素缺乏等。生长激素是人体生长不可缺乏的成分，如果生长激素缺乏或不足，人的生长就会非常缓慢，身材非常矮小，故该病又称为生长激素缺乏症（GHD）。

　　生长激素缺乏性矮小症，是目前儿童中最常见的一种下丘脑、垂体内分泌疾病。由于人们生活水平的提高和对生活质量的追求，该病引起了来自各方面的广泛关注，包括儿童自己、家长、教师及全社会。我们知道，人体内的生长激素是由垂体分泌的，垂体的分泌又受到下丘脑的指挥，它分泌出来的生长激素通过作用于肝细胞，产生类胰岛素样生长因子（IGF-1），而这些生长因子可以通过血液循环到达全身各处的各种细胞起作用，其主要的作用地点在长骨的末端的软骨细胞，最终促进长骨变长，使身高增加（图 3-7）。所以，不管是指挥部（下丘脑）出问题还是发号施令的军官（垂体）出问题，抑或是执行指令的士兵们（体内的各种细胞，尤其是长骨末端软骨细胞）出问题，都会导致机体出现生长激

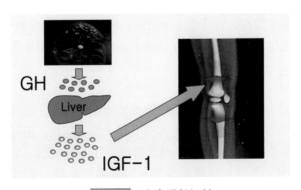

图 3-7　身高增长机制

素缺乏的表现。世界上著名运动员梅西也有生长激素缺乏，通过及时治疗使生长速度达到了正常。通过个人的努力，梅西在运动生涯中取得了辉煌的成绩，这是多么令人鼓舞的事情。

十三、垂体性矮小症的发病率

垂体性矮小症又称侏儒症（dwarfism），在我国的发病率和患病率尚无权威的流行病学调查研究结果，但从一些局部地区的普查和统计来看，垂体性矮小症并不少见。按3亿儿童推算，全国约3万名垂体性矮小症儿童。

垂体性矮小症是矮小症的最常见原因，在矮小症中占比例比较大。不同研究报道的发病率差别比较大，高者占38.60%，低者仅为7.5%~13.0%。分析造成发生率差异较大的原因可能为：①临床上生长激素缺乏症（GHD）诊断仍以GH激发试验为最重要的诊断标准，但任何一种刺激试验都有15%的假阳性率。②检测结果受患儿青春发育状态、营养状况和检测前生长激素分泌模式影响。部分患儿在青春期前表现为生长激素缺乏，但在进入青春期后或成年后则转为正常。

十四、垂体性矮小症的外貌特点

垂体性矮小症是因为生长激素缺乏而导致矮小。根据我们长期的经验，特发性人生长激素缺乏性矮小症多因为遗传原因、下丘脑-垂体分泌功能不足或下丘脑-垂体发育不良所致。男性患儿数量是女性患儿数量的3倍。患儿出生时身高、体重和外形都是正常的，但出生后骨骼发育缓慢，骨龄落后于年龄2~4岁以上。小儿外貌比实际年龄小，但是身体各部位比例仍与年龄相符，体态匀称，头略大而面圆，头发柔软纤细，皮肤细腻，皮下脂肪较多，表现为"娃娃脸"。另外，胸廓狭窄，手足较小，男孩子阴茎和睾丸较小，往往出现青春期延迟。但这类儿童智能发育正常，而其性格、行为保持在幼稚状态。

十五、垂体性矮小症的并发症

垂体性矮小症除表现为体型矮小外，还可能有低血糖晕厥或抽搐。因为生长激素有分解肝糖原使血糖增高的作用，缺乏生长激素的患儿往往血糖偏低。在清晨空腹时可出现低血糖症状如头晕、出汗和晕厥，甚至抽搐。此外，如果是多种垂体功能减低，还可有以下多种表现：怕冷、皮肤干燥、反应迟钝等甲状腺功能减低的表现，这时检查可发现血清甲状腺激素水平低；青春期出现延迟或始终无第二性征发育。又有两种情况：一种为生长激素缺乏，患儿性成熟常延迟，但最终还会出现；另一种为促性腺激素（LH、FSH）缺乏，患儿成年后仍然无第二性征，性腺不发育，如不治疗，以后则可能没有生育能力。

十六、矮小症的治疗

垂体性矮小症是因为生长激素缺乏而导致孩子矮小不长个。患儿在幼年时除身材矮小外，其他方面表现往往都比较正常，不太容易引起家长的重视。但随着患儿年龄增长，患儿的身高和同年龄儿童差距越来越明显，孩子容易产生心理危机，容易在和同伴相处中感到自卑、胆怯，遇事退缩不前、情绪低落容易形成孤僻性格，这对儿童的身体和神经系统发育均有不利影响。如果不及时治疗，患儿的生长速度缓慢，每年只能长2~3 cm，骨龄明显落后，骨骺闭合延迟，生长期大大延长。

合并促甲状腺激素不足即垂体性甲状腺功能减低的患儿，身高更矮，骨龄落后更明显。除矮小外还可有皮肤粗糙、四肢凉、畏寒、便秘等甲状腺功能减低的表现，但这些症状不如原发性甲状腺功能减低症明显。以上患儿的治疗往往都需要用生长激素以及甲状腺激素治疗，治疗方案必须在小儿内分泌科专业医生的跟进性指导下进行。

十七、垂体性矮小症会遗传吗

近年来研究发现，垂体性矮小症患儿中，5%～10% 有家族性遗传，其中又可分为以下两个类型：一是单纯性生长激素缺乏的类型，二是除了生长激素缺乏以外还伴有其他垂体激素缺乏的类型。这类矮小症可以随着携带疾病基因的染色体遗传给下一代，有些随常染色体遗传，有些随着性染色体遗传给下一代。常染色体遗传的矮小症，发病时一般没有性别差异，而性染色体遗传的矮小症发病则往往有性别差异，如 X 染色体连锁遗传，则女性多为携带者，不发病或发病症状轻微（因为女性有两条 X 染色体，有一定的代偿作用），而男性的 X 染色体一旦携带疾病基因就会发病，这样就导致男性发病率明显高于女性。

十八、生长激素缺乏性矮小症如何诊断

诊断生长激素缺乏性矮小症一般要满足以下四个条件：

①身高低于同年龄同性别儿童身高第 3 百分位或低于平均值减 2 个标准差，即符合矮小标准；②生长速度慢，每年增长 ≤4 cm。在生长高峰期，生长速度低于正常的 70%。青春期正常人身高每年增长 8～12 cm，如低于 5～6 cm，即为异常；③通过生长激素刺激试验两种或两种以上，生长激素的峰值均低于 5 ng/ml 为完全性生长激素缺乏。这种试验对诊断是不可缺少的；④骨龄比实际年龄落后 2 年或 2 年以上（图 3-8）。

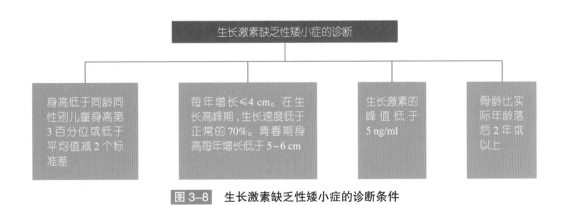

图 3-8 生长激素缺乏性矮小症的诊断条件

此外，在测定生长激素的同时，还要测定甲状腺功能，如甲状腺激素（T_4）低于正常，促甲状腺激素（TSH）正常或低下。

十九、生长激素缺乏性矮小症的分类

生长激素缺乏性矮小症（GHD）按照不同的病因，可以分为原发性、继发性和暂时性三大类。也可以分为特发性 GHD，如单独 GH 缺乏或多种激素缺乏等；继发性 GHD，如颅内肿瘤、头颅外伤、中枢感染、头颅放射治疗等；遗传性 GHD，如 GH 基因缺陷、GH 受体缺陷，IGF-1 抵抗，GHRH 受体基因缺陷等。

二十、生长激素分泌障碍

有这样一类矮小的患者：他们的身高在同年龄同性别儿童第 3 百分位以下，生长速度每年≤4 cm，骨龄落后 2 年或 3 年以上，生长介素即血清 IGF-1 水平低于同龄儿童，但生长激素刺激试验结果正常，虽然不能诊断垂体性矮小症，但这些患儿的 24 h 生长激素自然分泌型峰值低，分泌峰减少，所以分泌总量减少，称为生长激素分泌功能障碍（GHND）。这类患者生长激素治疗后疗效往往较理想。由此看来，如果儿童身材矮小，各方面均符合垂体性矮小症的标准，即使生长激素刺激试验结果正常，这种矮小儿童也可以试用生长激素治疗，如果效果好，则可以考虑该儿童有生长激素分泌功能障碍。

二十一、认识"特发性矮小症"

特发性矮身材（idiopathic short stature，ISS），又称特发性矮小症，是一个排除性诊断。我们知道，孩子身材矮小，可以由很多疾病导致，如生长激素缺乏、甲状腺功能低下、骨骼发育障碍、特纳综合征、性早熟、中枢神经系统疾病、慢性器质性疾病等。如果排除了这些疾病，孩子的身高仍处于同种族、同年龄、同性别人群平均身高的第 3 百分位以下，则称其为特发性矮小症。这种不伴有潜在疾病状态的矮小，是矮小孩子们中最常见的类型。

特发性矮小症患儿出生时体重和身长均正常，体态匀称，身高在同龄儿童身高的第 3 百分位以下，生长速度可以近似正常儿童或偏缓，且人生长激素（hGH）激发后峰值 > 10 μg/L，一般实验室检查均无异常发现，染色体核型分析均正常。

第四章 导致矮小的其他疾病

第一节 甲状腺疾病

一、甲状腺功能减退症的含义

甲状腺功能减退症（甲减）是由于甲状腺产生甲状腺激素不足引起的。甲状腺位于颈部前面中央，呈蝴蝶形状，大多数正常人的甲状腺不突出于颈部皮肤，所以从外表看不见。甲状腺在垂体促甲状腺激素（TSH）的作用下制造甲状腺激素，并释放到血液。甲状腺激素包括甲状腺素（T_4）和三碘甲状腺原氨酸（T_3）。甲状腺激素调节人体的正常活动，对小儿体格生长、智力发育起着极其重要的作用，一旦血液中的甲状腺激素含量低于正常，身体的正常发育和生理功能就会发生异常，引起一系列的临床症状，这就叫做甲状腺功能减退症（甲减）（图4-1-1）。

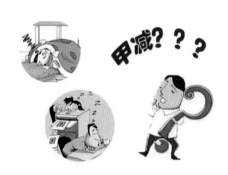

图 4-1-1　甲状腺功能减退症

二、甲状腺功能减退症的分类

甲状腺激素的生产过程就像一条流水线，有很多生产环节和程序。甲状腺合成激素需要的原料主要是酪氨酸和碘，前者是由身体自身制造，后者必需由体外供应。此外，每个生产程序还需要某种特殊的酶，因此，以上任何一个环节出现故障，或原料不足，或缺少某种必需的酶等，都会使甲状腺激素合成障碍。根据甲状腺功能减退症（甲减）产生的原因不同，分为不同类型：

1.先天性原因引起甲状腺不发育、发育不良或异位，致使甲状腺激素产生不足。

2.下丘脑-垂体性甲状腺功能减退症。垂体分泌促甲状腺激素（TSH）促进甲状腺分泌甲状腺激素；垂体的分泌功能又受下丘脑分泌的促甲状腺释放激素（TRH）的控制。当这些器官发生 TSH 和 TRH 不足时，也可引起甲减。

3.地方性克汀病发生在某些缺碘的地区，是因为甲状腺合成不足引起的甲减，地方性克汀病可导致儿童发育矮小（图4-1-2）。

缺碘导致地方性克汀病

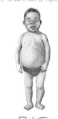

呆小症

图 4-1-2　**地方性克汀病可导致矮小**

三、甲状腺功能减退并不少见

甲减临床上并不少见，因疾病的类型不同，它们的发生率也有不同。

1. 原发性甲减

据上海报道，其发生率为 1/17 000，北京市儿童医院在过去 30 年中发现 365 例患儿，占内分泌患儿的 3%；日本报道为 1/5500，欧美各国为 1/3800~1/4000。

2. 地方性克汀病

发生率随地区不同，如沿海地区和大城市几乎没有，离海远的省和边远山区发生率比较高，如青海和贵州 1974 年发生率为 33.9%，经 3 年食盐加碘后，发生率降到 9.7%。在严重缺碘地区新生儿可有 50% 甲状腺肿大，甲减发生率为 3%~15%。

3. 下丘脑-垂体甲状腺功能减退症

发生率为 1/5 万 ~1/10 万。

四、"呆小病"的表现

矮小程度比较严重的孩子，同时表情呆滞，眼睛无神，"大舌头"，流"口水"，面容蜡黄，皮肤干燥，怕冷，腹胀，粪便干结，就要考虑呆小病的可能，但是常有些父母并不当回事，认为孩子主要是喂养不当或者营养不良，结果错过了最佳治疗时机。实际上，呆小病是由于患儿体内甲状腺激素分泌不足或者激素的分泌量虽然足够，却不能发挥正常生理效应造成的内分泌疾病，这又称为"甲状腺功能减退性矮小症"。呆小病可分为地方性和散发性，前者与地方水土中缺碘有关，后者与孕妇自身甲状腺功能减退有关。

五、新生儿甲状腺功能减退症的临床表现

以下 10 种情况需要引起家长的重视：

①过期产：孕 42 周以后出生，并在孕期胎动少。②前后囟大。③胎便排出延迟和便秘。④多睡少动：甲减新生儿睡眠增多，面部表情呆滞，活动很少。⑤黄疸延长：甲减新生儿黄疸可延长，时间可达 3 周以上。⑥喂养困难：吸吮无力。喂奶困难，经常腹胀，吃得少。⑦体温低、四肢凉：体温常在 35℃ 以下，皮肤有紫花纹，手足发凉。⑧脐疝：脐部突出一个肿块，压之复原，如桃核大小或更大。⑨呼吸困难：由于舌头大且厚，呼吸道有黏液水肿，可致鼻塞和气道不通畅而呼吸困难。⑩甲减面容：患儿的面容看起来稍显呆傻，表情较少，面部、眼睑水肿，眼裂较小，眼睛无神；两眼距离比正常儿宽；鼻梁低平，嘴唇厚，舌头因大显得又宽又厚，常伸出口外；面色较苍黄，皮肤粗糙较干；头发稀疏干燥、脆弱和无光泽，前发际低（图 4-1-3）。

六、孩子们便秘警惕是甲状腺功能减退症

甲减患儿一般都有便秘症状，但有便秘症状的儿童不一定有甲减。孩子们出现便秘时要及时检查便秘的原因，除外甲减的可能。

甲减患儿有便秘时应和小儿巨结肠区别，笔者曾经碰到过小儿因甲减合并严重便秘被误诊为巨结肠而做了手术的病例，因此要引起重视。小儿巨结肠发病较早，生后有腹胀、便秘史，智力正常，血 T_4 和 TSH 检测结果正常。

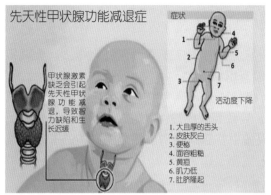

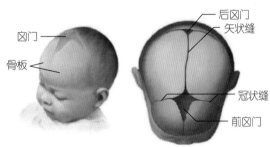

图 4-1-3　新生儿甲状腺功能减退症

七、注意甲状腺功能减退症患儿可能智力低下

甲减患儿智力发育迟缓，运动发育滞后，认识和语言能力也差，表现为坐、爬和走较迟，智力低下，学习困难。如果甲减发病早，治疗晚，将对患儿的生长和智力发育造成严重影响，如在 2 岁后治疗，智力损伤则不可能完全恢复。

在妊娠后期至生后 2~3 年内，甲状腺激素对中枢神经系统的发育有决定性意义。甲减发生越早，脑损伤越重，若在生后 2 年中延误治疗，可产生不可逆的智力障碍；如发生较晚，经治疗后智力缺损尚有可能改善（图 4-1-4）。

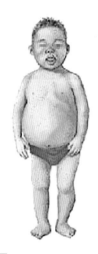

图 4-1-4　甲减患儿有可能智力低下

八、甲状腺功能减退症也会导致矮小

甲减患儿出生时身长和体重可都正常，但出生后长得很慢。由于生长缓慢，患儿进食较少，可出现腹胀、便秘等情况，常被误诊为喂养不当、营养不良等，如果不治疗，体格生长发育和正常孩子比较将更显矮小，差距越来越大。身高差别可达 4~6 年，即 12 岁儿童相当于 5~6 岁正常儿童的身高。甲减患儿的身材还有一个特点：由于缺乏甲状腺激素，四肢长骨生长欠佳，四肢相对较短，躯干相对较长，手指和足趾粗短像铲形（图 4-1-5）。

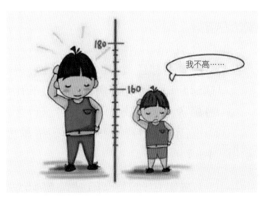

图 4-1-5　甲减患儿可能有矮小情况

九、甲减患儿甲状腺可以不大

先天性甲减患儿中约90%是因为先天性甲状腺发育不良或不发育引起的，这类患儿没有甲状腺或只残存一部分，因此，他们不可能有甲状腺大。

先天性甲状腺激素合成障碍的患儿，可有甲状腺大，称为甲状腺大性甲减。发生甲减的原因是甲状腺激素合成过程中缺乏一种酶，导致其合成过程受阻，甲状腺激素水平降低。垂体分泌更多的促甲状腺激素（TSH），促使甲状腺细胞增生并分泌更多的甲状腺激素，从而出现甲状腺大（图4-1-6）。

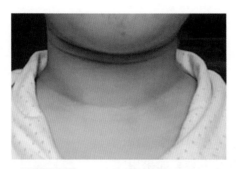

图 4-1-6　甲减患儿可能有甲状腺大

十、地方性克汀病的特点

地方性克汀病和先天性甲减表现不完全相同，有以下几种临床类型：

1. 神经型

身高低于正常，甲状腺肿占15.3%，多数为轻度肿大，中度和重度智力低下占80.6%，表情淡漠、聋哑、痉挛性瘫痪，眼睛多有斜视，走路不稳，膝关节屈曲。这些患者用甲状腺素治疗无效。

2. 黏液性水肿

有严重甲减的表现，可有典型甲减面容如鼻梁低、舌大伸出口外、颜面水肿、表情呆傻，便秘和全身黏液性水肿较突出，智力减低较轻，矮小明显，生长迟缓，甲状腺大占28%。性发育明显较晚和缓慢。有些患者呈家族性发病，即一家族有多人发病。甲状腺素治疗有效。

3. 混合型

多数患者是神经型和黏液性水肿表现同时存在。

早期诊断地方性克汀病要注意以下几个方面：

（1）患者必来自缺碘甲状腺肿流行区。

（2）临床有精神神经障碍，表情呆板，语言发育迟缓，听力障碍，甚至有颅神经异常（图4-1-7）。

十一、儿童淋巴细胞性甲状腺炎的特点

慢性淋巴细胞性甲状腺炎是儿童和青少年甲减的最常见原因。该病是一种自身免疫性

发育时期	碘缺乏病的表现
胎儿期	流产、死产、先天畸形、围生期死亡率增加、胎儿甲状腺功能减退
新生儿期	➤ 婴幼儿死亡率增加 ➤ 地方性克汀病 神经型：智力落后、聋哑、斜视、痉挛性瘫痪、不同程度的步伐和姿态异常 黏肿型：黏液性水肿、体格矮小、智力落后 ➤ 神经运动功能发育落后 ➤ 新生儿甲减 ➤ 新生儿甲状腺肿
儿童期和青春期	甲状腺肿、青春期甲减、智力和体格发育障碍、性功能发育障碍、单纯聋哑
成年期	甲状腺肿及其并发症、甲减、智力障碍、缺碘性甲亢

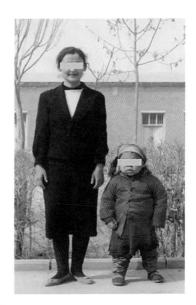

图 4-1-7 地方性克汀病的表现

疾病，表现为甲状腺大，质地较韧，表面不平呈分叶状或囊性感。这些患儿除甲状腺肿外，一般没有其他症状。实验室检查甲状腺自身抗体为阳性。甲状腺自身抗体有两种：抗甲状腺球蛋白抗体和抗甲状腺过氧化物酶抗体，两种抗体同时测定，阳性率可高达 95%。因此，本病患儿要同时检查甲状腺功能，并定期复查（图4-1-8）。

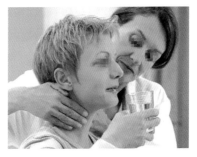

图 4-1-8 定期复查甲状腺炎

十二、孕妇使用抗甲状腺药也可能引起新生儿甲状腺功能减退

孕母服抗甲状腺药物，对胎儿有什么影响呢？抗甲状腺药物有卡比马唑（甲亢平）、甲硫咪唑（他巴唑）、甲基硫氧嘧啶和丙基硫氧嘧啶，这些药物均能通过胎盘，其中，丙基硫氧嘧啶通过胎盘的概率相对较小，对胎儿的影响也相对较小。这类新生儿出生后要立即检查甲状腺功能，发现甲减，立即治疗。甲亢孕母所生的婴儿也可能发生甲亢或一过性甲减以后变为甲亢。虽然以上这些情况都不多见，但都需要通过甲状腺功能的检查得到确诊，及时对症治疗（图4-1-9）。

十三、甲状腺功能减退症的确诊条件

有生长缓慢和智力低下等典型表现，结合其他病史特点，临床即可高度怀疑患有甲减，但甲减的确诊需要一些相关的化验结果。

1. 原发性甲减

①血清 T_4 低于正常；②血清 T_3 水平在轻症不低，重症可降低；③血清 TSH 升高 >10 μIU/ml（正常值 <5 μIU/ml）。如果 TSH 在 4~10 μIU/ml，表示甲状腺储备功能降低。

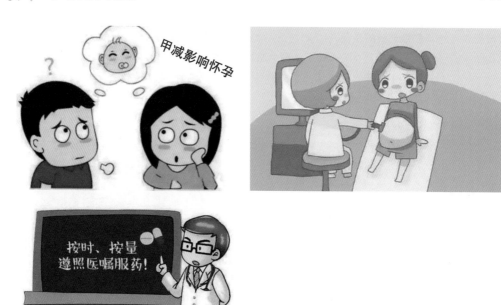

图 4-1-9　孕妇使用抗甲状腺药物会引起胎儿甲状腺功能减退症

以上三种检查 TSH 最敏感，如果 T_4 正常而 TSH 增高，表明甲减病情较轻，能通过垂体代偿性增加 TSH 分泌，促进甲状腺分泌 T_4，使血中暂时维持正常水平。

2. 下丘脑 - 垂体引起的甲减

①血 T_4 水平低于正常；②血清 T_3 在轻症不低，重症可降低；③血清 TSH 正常或降低。

为了确定病变是在下丘脑还是在垂体，可做 TRH 兴奋试验，注射 TRH 后，如果 TSH 增高，说明病变在下丘脑，如果注射后不增高，则病变在垂体。

3. 其他

当 T_4 低，TSH 正常时，要除外先天性甲状腺结合球蛋白（TBG）缺乏症，甲状腺结合球蛋白缺乏症是一种性连锁遗传病，发生在男性。因为 T_4 大部分和 TBG 结合，如 TBG 不足时，T_4 可降低，但游离 T_4 是正常的。这时测定血 TBG 或血清游离 T_4 即可确定。

十四、甲状腺功能减退症患儿照骨龄和蝶鞍像的意义

一般来说，1 岁以内拍膝关节片，看股骨远端和胫骨近端骨化核。1 岁以上则拍手部，6 岁以上拍手、腕和肘部等处，观察骨化核情况。甲减患儿个子矮小，骨骼发育特别缓慢，骨化核出现延迟，骨化中心呈斑点状，半月形骨塑性不良，干骺端呈波浪状。骨龄落后是甲减患儿的特征之一。下面的病例说明蝶鞍像的改变。

患儿，7 岁，怕冷、便秘以及头痛约 2 年，在外院行 CT 检查，发现垂体明显增大，被误诊为垂体腺瘤，要求行手术治疗，家长为进一步明确诊断，来到我院就诊，经相关的激素检查和鞍区磁共振成像（MRI）增强检查发现仅是甲减所致垂体代偿性增生。经甲状腺替代治疗 6 个月后，复查鞍区 MRI 发现垂体大小已经恢复正常了。甲减患儿的垂体可代偿性增大。有的患儿可观察到颅骨有颅间骨的存在和颅缝裂开等现象。另外，对于儿

童期开始生长缓慢的患儿，影像学检查还可以同时了解垂体部位有无肿瘤，因为垂体肿瘤可使蝶鞍扩大和变形，骨质破坏或出现钙化灶（图 4-1-10）。

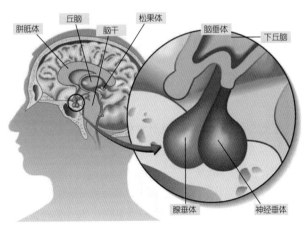

图 4-1-10 垂体

十五、甲状腺功能减退症患儿的其他化验异常

甲减患儿除了在激素水平异常外，还可以存在一系列代谢指标异常：①血脂指标如胆固醇和三酰甘油增高；②血糖降低；③基础代谢率与正常水平（表 4-1-1）相比降低。

表 4-1-1 不同年龄基础代谢率

年龄（岁）	kcal/(m²·h)		年龄（岁）	kcal/(m²·h)	
	男	女		男	女
1	53.0	53.0	30	36.8	35.1
3	51.3	51.2	35	36.5	35.0
5	49.3	48.4	40	36.3	34.9
7	47.3	45.4	45	36.3	34.5
9	45.2	42.8	50	35.8	33.9
11	43.0	42.0	55	35.4	33.3
13	42.3	40.3	60	34.9	32.7
15	41.8	37.9	65	34.4	32.2
17	40.8	36.3	70	33.8	31.7
19	39.2	35.5	75	33.2	31.3
20	38.6	35.3	80	33.0	30.9
25	37.5	35.2			

十六、甲状腺功能减低症有完全治好的可能

甲减是由于甲状腺激素不足引起的，一旦确诊，用甲状腺激素治疗有显著效果。治疗后身高增长加快，开始头 1~2 年有追赶生长现象，比正常生长速度更快。如果治疗前每年长 2~3 cm，用药后第一年可长 10 cm 左右，如果患儿用药后生长速度改善不够明显，则需要进一步检查除外有无其他激素如生长激素等的缺乏，对甲减不同的治疗方法有不同的适应证（图 4-1-11）。

十七、甲状腺功能减退症病人的治疗

无论是哪种原因引起的甲减，都需要用甲状腺素制剂治疗。严重患儿，由于全身黏液性水肿，开始用全量可引起急性心功能不全，有一定危险。因此开始剂量减低至上述量的 1/4，每天加 1/4，直到用足需要的剂量。

左甲状腺素钠每片 100 μg，相当于甲状腺片 60 mg。左甲状腺素钠的用量用法：新生儿剂量：每天每千克体重 10~15 μg，每天用 37.5 μg 或 50 μg；婴幼儿剂量：每日每千克体重 6~8 μg，较大儿童每日每千克体重 4 μg。都是每天口服一次。

除服药外，治疗初期应加用维生素 B 和维生素 C 等，目的是为适应因代谢增快对维生素需求的增加。

治疗后患儿生长加快，食量增加，需要摄入足够的热量和含丰富蛋白质的食品以及各种蔬菜和水果等。还要补充含铁钙食物，为了骨生长加快的需要，可补充鱼肝油，以及元素钙（图 4-1-12）。

十八、甲状腺功能减退症病人治疗期间的观察指标

甲减患儿用甲状腺素治疗后，一般两周后症状开始好转，如食欲增加，便秘消除，过去排便数日一次变为一日一次。腹胀消失，皮肤由粗糙变为细嫩，由无汗变为滋润，水肿逐渐消失。小儿较治疗前活泼，反应变得灵敏，面容显得有精神，智力水平提高。脉率由慢变为正常。随后生长加快，甲减面貌逐渐改变成正常面貌。

甲减开始用药时，不宜加药过急，同时，家长要注意因用药过量发生甲亢的表现，如腹泻、心悸、多汗、烦躁不安和低热等。家长可在小儿清晨睡醒后，安静状态下数脉搏，如果脉率加快，则是用药过量的重要指标（正常小儿平均脉率：1 岁：120 次 / 分；3 岁：108 次 / 分；4 岁：100 次 / 分；6 岁：92 次 / 分；8 岁：89 次 / 分；11 岁：82 次 / 分）发现这种情况，应尽快找医生咨询。

十九、甲状腺功能减低症病人治疗后病情好转仍需要遵守医嘱、不能擅自停药

甲减患儿需要长期服药。治疗收效后要继续用药，不但不能中途任意停药，而且随着小儿生长发育，随体重增加而增加剂量，所以应在医生指导下，逐渐增加用药量。

服药期间小儿有其他疾病时，是否要停药呢？不能。原则上，在任何情况下都不能停药，患其他疾病时，该用什么药就用什么药，与甲减的替代治疗不会有矛盾。

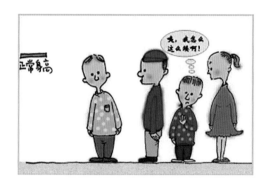

不同治疗方法的适应证

	适应证	禁忌证
药物治疗	• 甲状腺较小、病情较轻 • 儿童、青少年 • 严重活动性突眼 • 妊娠期间甲亢	• 肝损害 • 粒细胞缺乏 • 药物过敏 • 多血管炎
手术治疗	• 甲状腺肿大明显、尤有压迫症状 • 胸骨后甲状腺肿伴甲亢 • 长期药物治疗无效或停药复发或有严重不良反应	• 严重活动性突眼 • 合并严重心、肝、肾等疾患、全身状况差 • 妊娠早、晚期
^{131}I 治疗	• 长期药物治疗无效或停药复发或对药物有严重不良反应 • 术后复发	• 妊娠、哺乳期妇女，年龄 <25 岁 • 严重肝、肾疾病 • 甲状腺重度肿大或有结节 • 严重活动性突眼（尤吸烟者） • 粒细胞缺乏

图 4-1-11　不同治疗方式的适应证

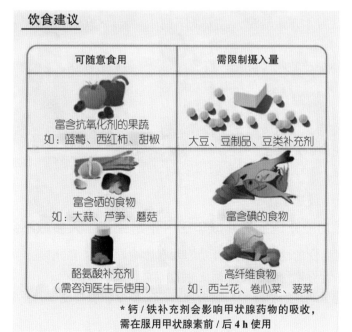

图 4-1-12　甲减患儿饮食建议

如果中途停药会有什么后果呢？一旦中途停药，不但原来的甲减症状又会重现，而且还会因延误治疗时机，造成不可逆的后果，尤其是 2 岁以下患儿，停止治疗后造成的呆傻再无法改变。过去，有些家长因为无知，自己停药，有许多惨痛教训，应引以为戒。医生应该向家长交代清楚，牢记甲减患儿要终身服药。

二十、甲状腺功能减退症病人治疗期间的复查时间

甲减患儿治疗期间要定期复查甲状腺功能。复查间隔随年龄而不同。新生儿治疗后，最好每周复查血 T_4 和 TSH，直到这两项指标正常后，每 3 个月复查一次。2 岁以后，每 6 个月复查一次。儿童期每年复查一次。这两项指标中，血 TSH 更加敏感，如 TSH 升高，即使 T_4 未下降，说明用药量不足。复查时应仔细测量身高，生长速度是衡量治疗效果的重要指标。一般在治疗 1 年内左右，身高和骨龄能赶上同龄儿的正常水平。

定期复查对于确保获得良好疗效至关重要，2 岁以内的小儿尤其不能忽视，为了保证患儿得到有效治疗，必须按要求时间复查甲状腺功能，观察是否恢复正常。

二十一、取血复查 T_4 和 TSH 前要停药吗？

甲减用甲状腺素治疗，是一种替代疗法，替代体内甲状腺激素的不足，用药量是否适当正是依靠复查血中 T_4 和 TSH 做为依据。所以，取血检查前，千万不能停药。

二十二、甲状腺功能减退症病人治疗晚了会影响智力发育

先天性甲减患儿出现症状的早晚和甲状腺先天发育不良的严重程度有关，甲状腺组织完全缺乏，出生时已经有甲状腺功能减退的患儿，如果治疗不是从新生儿开始，就会不同程度地影响智力的发展，治疗越晚，智力低下越严重。如果 2 岁以后才开始治疗，智力低下则是不可逆的。

那么有什么办法补救吗？首先，应及时诊断，合理用药，用药量合适，使甲状腺功能尽快达到正常水平。同时，应加强早期教育，6 岁以前的教育均称为早期教育。早期教育是指有计划、有目的地让小儿接触丰富的周边环境，促进小儿智力发育，2 岁以前更为重要（图 4-1-13）。

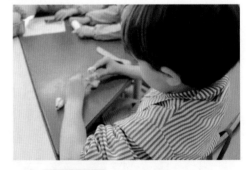

图 4-1-13　加强早期智力开发

二十三、甲状腺功能减退症患儿成年后可正常生育、大多数不会遗传

甲状腺激素对男女的性发育和生育功能均有影响。婴儿期的甲减，如果没有治疗，可引起性征不发育，青春期延迟，成年后无生育能力。

甲减患儿如能早期开始治疗，持续合理用药，使甲状腺功能维持正常水平，青春期按

时来临，第二性征发育良好，则可以有正常生育能力。

那么甲减患者生育后代，会将此病遗传给下一代吗？绝大多数患者生育后代是正常的，没有遗传性。但某些因基因缺陷导致的甲状腺激素合成障碍引起的甲减，是一种常染色体隐性遗传病，有家族聚集性，在一个家庭中可有几个成员患病。

第二节　内分泌疾病

一、性早熟要注意

男孩在 9 岁以前、女孩在 7.5 岁以前出现第二性征发育或 10 岁前来月经的现象称为性早熟。性早熟对孩子最明显的一个负面影响就是最终成年身材矮小。目前性早熟的发生率呈逐渐升高的趋势。引起性早熟的原因很多，按病因分为真性性早熟和假性性早熟。

所谓真性性早熟又称中枢性性早熟，指的是各种原因引起促性腺激素分泌增多而导致的性早熟。由于下丘脑的过早活动使得孩子的性功能过早成熟，称为特发性性早熟，该型约占所有性早熟病例的 2/3，其他中枢神经病变也可以引起性激素分泌异常而导致性早熟。

假性性早熟则是指各种原因导致的内源性或外源性的性激素水平增高而导致的性早熟，往往由性腺肿瘤、肾上腺疾病、摄入外源性性激素等导致。假性性早熟的孩子一般只是表现为过早的性腺发育，如先天性肾上腺皮质增生症只有阴茎粗长，睾丸并不增大；误服药物而导致早熟的临床表现为男孩、女孩的乳房均可增大，乳晕、乳头变为深黑褐色；男孩的阴囊、女孩的外阴有明显的色素沉着，严重时女孩的大阴唇外翻，还可伴有阴道出血现象。

近年来很多家长爱子心切，让孩子滥服滋补药品而导致儿童性早熟的案例逐年增多，约占假性性早熟的 1/4。目前常用的滋补品中，如人参蜂王浆以及一些口服液中都可能含有雌激素和睾酮，其他如花粉及人参中也含有少许雌激素。因此家长们一定要尽量不给孩子们服用滋补品。如果孩子们有营养不良或发育迟缓的情况，则需要在医生的指导下明确原因并对症处理。另外，这些年由于避孕药应用得越来越广，儿童误服避孕药的事件也屡见不鲜，它可导致女孩或男孩的乳房增大，乳晕变黑。笔者就曾碰到孩子好奇将父母的避孕药当"糖豆"吃掉而导致性早熟的病例（图 4-2-1）。

二、真性性早熟

真性性早熟：由于下丘脑 - 垂体 - 性腺轴功能提前启动所致，在男性可排精，女性可排卵，故可导致生殖能力提前出现。其中大部分是因下丘脑神经内分泌功能失调所致，称为特发性性早熟。只有少数患儿是因病毒性脑炎、脑膜炎或下丘脑、垂体、松果体部位肿瘤等中枢神经系统的器质性病变所致（图 4-2-2）。

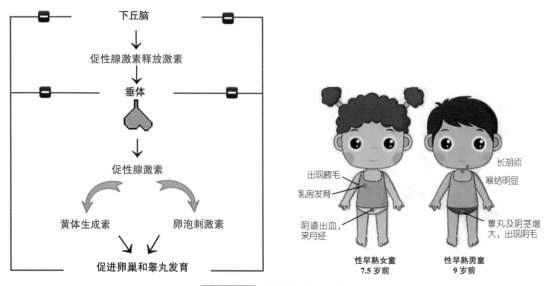

图 4-2-1　性早熟发病机制

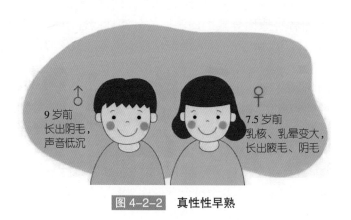

图 4-2-2　真性性早熟

三、假性性早熟

假性性早熟：由于体内某个病变部位产生性激素，或摄入外源性性激素，使血液中性激素水平升高，导致生殖器官提早发育、第二性征提早出现，在女孩甚至引起阴道出血。但是，由于血液中存在的大量性激素对下丘脑-垂体产生显著的负反馈抑制作用，患儿的下丘脑-垂体功能并未启动，故并不具备生殖的能力。

四、性早熟患儿最终身高偏矮

性早熟患儿在早期，由于性激素提前大量分泌，使孩子身高加速增长，骨龄比实际年龄提前。但由于性激素的刺激，使骨骺早期闭合，生长期缩短，生长早期停止，成年最终身材矮小，因此家长一定要及早观察孩子是否有性早熟现象（图 4-2-3）。

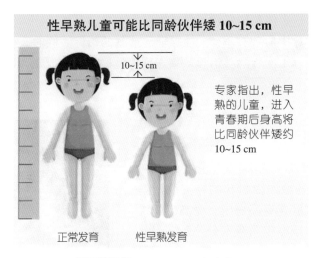

图 4-2-3　性早熟患儿身高偏矮

五、早期发现性早熟很重要

　　在日常生活中，父母要多留心观察孩子是否有青春期发育过早出现的现象，比如父亲常和儿子一起洗澡，母亲常和女儿一起洗澡，在很自然的情况下，了解孩子的成长变化和发育状况，也可促进父母与子女的感情。一旦发现孩子有性早熟的信号（图 4-2-4），应尽早带到正规医院咨询就诊。

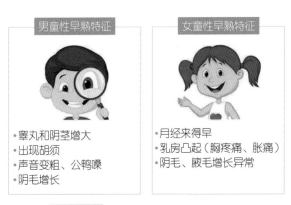

图 4-2-4　如何及早发现孩子性早熟

六、性早熟患儿的治疗

　　首先要尽快明确导致性早熟的原因，并针对病因治疗。如果是肿瘤导致性早熟的患儿应及早手术切除或进行相关治疗。

　　如果是真性性早熟，那么促性腺激素释放激素（GnRHa）类似物为治疗首选，这是20 世纪 80 年代以来广泛应用于性早熟治疗，且目前认为比较有效的药物，但由于其价格非常昂贵，必须到正式的专科门诊明确病因和诊断，并在有经验的医生指导下应用。目前临床上主要的制剂有达必佳和抑那通，每 4 周使用 1 次，开始治疗后 2 周，部分女性患儿可出现阴道流血。治疗中应观察垂体 - 性腺轴受抑制的指标。同时至少每 3 个月测量 1 次身高，半年至一年复查 1 次骨龄。治疗效果表现为延迟骨龄的成熟，以利于最终成年身高增加。

七、皮质醇增多症的表现与矮小症有什么关系？

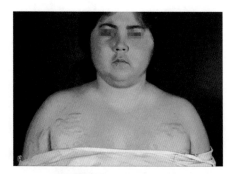

图 4-2-5　皮质醇增多症

皮质醇增多症又称为库欣综合征（Cushing syndrome），是由于各种原因引起的糖皮质激素分泌过多，表现为肥胖伴有高血压、身高生长缓慢等一系列症状。由于糖皮质激素分泌过多引起代谢的改变，患儿可表现为肥胖，满月脸，下颌、颈部、背部和腹部脂肪堆积而隆起，四肢相对也比较细小，表现为水牛背和向心性肥胖，胸腹部较四肢为胖，生长缓慢或停滞，身材较矮，皮肤变薄，大腿和臀部出现皮肤紫纹。有些患儿乳房发育，有些伴有高血压、骨质疏松和智力减退等（图 4-2-5）。

八、皮质醇增多症的原因

此症在小儿少见，可由肾上腺皮质肿瘤、增生或垂体及其他部位的疾病引起，婴儿发病多为肾上腺皮质肿瘤，其中大部分是恶性皮质癌。8 岁以后患病的半数是由垂体促肾上腺皮质激素（ACTH）腺瘤或微腺瘤引起的双侧结节性肾上腺皮质增生。偶见异位肿瘤分泌 ACTH 所致异位 ACTH 分泌综合征（表 4-2-1）。

九、皮质醇增多症的治疗

首先医生要根据病情，弄清皮质醇增多症的病因，如为肾上腺肿瘤和癌，必须实施手

表 4-2-1　Cushing 综合征的病因分类及其相对发病率

类型	相对发病率 %
一、内源性 Cushing 综合征	
（一）促肾上腺皮质激素（ACTH）依赖性 Cushing 综合征	
1.垂体依赖性 Cushing 综合征（垂体 ACTH 瘤）	80
2.异位促肾上腺皮质激素释放激素分泌综合征（垂体 ACTH 细胞增生）	罕见
3.异位 ACTH 分泌综合征（异位 ACTH 分泌性肿瘤）	20
（二）非 ACTH 依赖性 Cushing 综合征	
1.肾上腺腺瘤	40~50
2.肾上腺癌	40~50
3.原发性色素结节性肾上腺病	不常见
4.McCune-Albright 综合征	罕见
5.大结节性巨大肾上腺瘤	罕见
（三）假性 Cushing 综合征	20
二、外源性 Cushing 综合征（类 Cushing 综合征）	最常见

术切除。如双侧肾上腺皮质增生时，原发病变常在垂体或下丘脑，做蝶鞍微小手术切除垂体小腺瘤，需要具备较高技术的神经外科医生才能成功。少数病人可能复发。

近年来，有用药物治疗双侧肾上腺增生的病例，如应用赛庚啶和溴隐亭等。

十、先天性肾上腺皮质增生症的表现

肾上腺皮质激素在生物合成过程中。由于某一种必需的酶的先天缺陷，致肾上腺糖皮质激素和（或盐皮质激素）合成不足，而雄性激素分泌过多。临床表现不同程度的肾上腺皮质功能减退，同时有女孩男性化，男孩则出现性早熟、电解质紊乱等多种临床表现。此病以女孩多见，男女之比约为 1：4（图 4-2-6、表 4-2-2）。

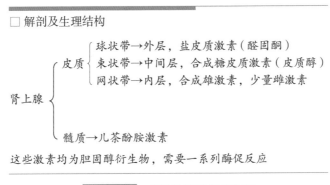

图 4-2-6 病理生理及发病机制

表 4-2-2 各种类型先天性肾上腺皮质增生症的临床特征

酶缺乏	盐代谢	临床类型
21- 羟化酶（失盐型）	失盐	男性假性性早熟，女性假两性畸形
21- 羟化酶缺乏单纯男性化型	正常	同上
11β- 羟化酶	高血压	同上
17- 羟化酶	高血压	男性假两性畸形，女性性幼稚
3β- 羟类固醇脱氢酶	失盐	男、女性假两性畸形
类脂性肾上腺皮质增生	失盐	男性假两性畸形，女性性幼稚
18- 羟化酶	失盐	男、女性发育正常

十一、肾上腺皮质增生症的治疗

本病应用皮质激素治疗，用量必须适当，需经常进行调整。氢化可的松比较接近生理分泌的皮质醇激素，而泼尼松和泼尼松龙也可应用，但其抑制生长的作用更加强一些。具体用量遵照专科医生医嘱。经过治疗的患儿应定期随访，根据年龄和治疗后反应，需要 3~6 个月复查 1 次。为观察用药的效果，进行以下检查：①身高和发育；②骨龄；③雄性激素分泌；④血清钾钠。女孩阴蒂增大，激素治疗不能消退，需手术治疗，完全切除阴蒂。

十二、糖尿病性矮小症的表现

糖尿病的发病机制见图 4-2-7。儿童期患糖尿病，多为 1 型糖尿病，即胰岛素依赖性糖尿病。糖尿病患儿，如果治疗不当，将极大地影响儿童的智力和体格发育。此症必须在医生指导下，进行长期有规律和定时的胰岛素注射治疗。患儿家长必须了解糖尿病治疗的长期性和艰巨性。如果儿童期糖尿病病程长，治疗不规律，方法不当，导致病程不能控制，可发生生长速度减慢、身材矮小、智能发育迟缓、肝大等，称为糖尿病侏儒症（Mauriac综合征）。

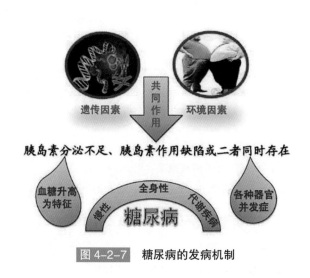

图 4-2-7　糖尿病的发病机制

十三、儿童尿崩症合并矮小的表现

儿童尿崩症主要表现儿童多饮多尿，饮水成为唯一嗜好，饭可以不吃，但必须饮水，夜间也起床饮水，排尿次数及尿量增加，尿色清白。

原发性尿崩症约占尿崩症的 30%，其原因可能是视上核及室旁核神经细胞退形性变，部分原因是继发于肿瘤，多年追踪才出现肿瘤症状。

继发性尿崩症主要继发于颅内肿瘤、畸形、外伤、感染和手术等，其中颅咽管和松果体瘤占多数。尿崩症的发病机制见图 4-2-8。

中枢性尿崩症的治疗，主要应用激素替代治疗，即用鞣酸加压素（长效尿崩停）注射治疗。口服药物——弥凝，效果良好，副作用少。继发性尿崩症源于肿瘤者，可施手术切除。

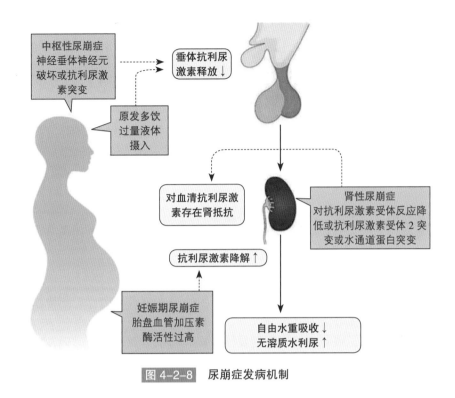

图 4-2-8　尿崩症发病机制

第三节　全身性疾病

一、营养不良是一种疾病

营养不良是由于供给不足或食物不能充分吸收利用，造成能量及蛋白质缺乏，迫使机体消耗自身的组织，从而出现体重不增或减轻，生长发育停滞，脂肪消失，肌肉萎缩等症状的一种疾病。

营养的缺乏还与免疫功能有密切的关系，营养不良同时可造成全身各系统功能紊乱，免疫力低下，给很多疾病如肺炎和腹泻创造了发病条件，而这些疾病反过来又可加重营养不良（图 4-3-1）。

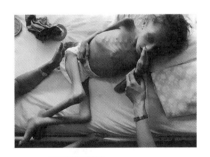

图 4-3-1　营养不良

二、营养不良会导致身材矮小

营养不良主要是能量不足和蛋白质缺乏，这两者都与儿童的生长发育密切相关。

能量是维持生命和促进生长的基本物质条件，营养不良小儿基础代谢仅为正常小儿的70%或更低，而基础代谢所需热能是指维持人体的必须热量。如果这些基本的需要都达不到，就更谈不上供给生长的需要。

蛋白质是细胞的重要构成部分，它的生理功能是新生和修补身体组织，同时也是能量的重要来源。蛋白质不足，新生组织的增长受限，生长介素（MC）水平降低，活性降低，不能有效地刺激软骨生长，造成矮小。

三、如果婴幼儿期营养不良，多数都会影响最终身高

婴幼儿期营养不良是儿童矮小的一个重要原因，多数可影响其最终身高。因为，婴幼儿期是整个生长发育期中生长最快的时期，一般情况下，生后第一年即 0~1 岁身高的增长平均为 25 cm；第二年即 1~2 岁平均增长为 12 cm；第三年即 2~3 岁平均增长为 8 cm；三年之和为 45 cm。

如果此时期营养不良，使小儿生长迟缓，与正常生长较大差距（一般可差 5~10 cm），即使以后改善了营养状况，疾病得到了治疗，生长发育恢复正常，也很难赶上正常儿童。

四、营养不良的预防和治疗很重要

由于营养不良可造成生长发育障碍，易并发感染等危害，所以，积极地预防营养不良的发生尤为重要。具体方法为：

1. 家长应掌握科学喂养、儿童保健及预防疾病的基本知识，及时地发现问题，纠正偏差，避免营养不良的发生。

2. 坚持母乳喂养。

3. 按时添加辅食。

4. 平衡饮食，合理地搭配不同种类的食物。

5. 加强体格锻炼，增强机体的免疫力，讲究卫生，也是预防营养不良的一个重要方面。

6. 一旦出现营养不良，要积极地进行治疗，以营养和保育结合、中西医结合的综合治疗为宜。轻度的营养不良可逐渐地进行饮食调整，原则是"循序渐进，逐步充实"。重度营养不良多伴有一些疾病及电解质的紊乱，要先进行疾病的治疗，再一步一步地改善饮食营养，使营养不良得到纠正。

五、缺锌的表现

锌是人体必需的微量元素之一，它是体内很多促进代谢物质的重要组成成分，所以锌缺乏可出现很多症状，锌的生理作用见图 4-3-2。缺锌的表现如下：

1. 厌食缺锌时味蕾功能减退，味觉不敏感，故食欲缺乏，食量减少。

2. 缺锌可致核酸及蛋白质合成减少，消化及代谢需要的各种酶的活性降低，消化能力减弱。

3. 生长发育落后。因缺锌使代谢水平降低及纳食减少，影响小儿的生长发育。

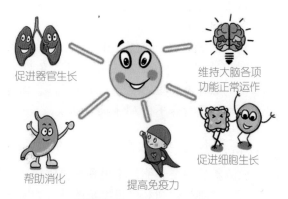

促进器官生长　维持大脑各项功能正常运作　帮助消化　提高免疫力　促进细胞生长

图 4-3-2　锌的生理作用

4.青春期发育迟缓。

5.缺锌小儿可喜吃泥土、煤渣、纸张、墙皮或其他异物，好发年龄为 1~3 岁，无明显性别差异。

6.缺锌小儿免疫功能均降低，容易患各种感染性疾病。

7.缺锌可出现复发性口腔溃疡，严重时还可出现各种皮疹、大疱性皮炎、下肢溃疡长期不愈等。

六、缺锌的检查方法

检测缺锌最常用的方法是血锌和发锌。

血锌是取末梢血（手指或耳垂）40 μl，用原子吸收光谱法测定其含量。正常值一般平均约 13.8 mol/L（90 μg/d），范围为 12~30 mol/L（70~110 μg/dl）。随仪器不同、地区不同、可有一些差异。

发锌的测定要求小儿将头发清洁，用剪刀取其枕部头发 1~2 g，剪时紧贴头皮留根约 2~3 cm，弃去发梢，经处理后进行仪器检测，正常值基本同上。

七、缺锌的疾病——锌营养缺乏性侏儒症

缺锌影响小儿的生长发育，严重者可致锌营养缺乏性侏儒症。此病主要影响儿童，因为儿童和青少年对缺锌特别敏感，发病后突出表现为生长发育停滞，骨骼发育障碍，第二性征发育不全，女性月经不来潮和闭止，肝脾大，皮肤粗糙并伴有色素沉着，同时发生缺锌性贫血及异食等。

近年来的研究表明锌不仅影响食欲和消化酶，而且对胶原组织的形成、骨骼的生长、生长激素的合成以及加工转变为等均有直接作用，这些都可造成生长的障碍。

八、缺锌的治疗和预防

我们知道了锌缺乏对小儿的生长发育有很大影响，因此应重视预防锌的缺乏和正确地治疗锌营养缺乏。

首先是预防：人初乳中含锌量较高，且吸收利用率也较高，故婴儿期的母乳喂养是预防小儿锌营养缺乏的最好办法。年龄大一些的儿童，还可吃一些坚果类食物。我国营养学会推荐的每日锌供给量为 0~6 个月幼儿 3 mg，6 个月 ~1 岁 5 mg，1~10 岁 10 mg，10 岁以上 15 mg。锌含量丰富的食物见图 4-3-3。

对于那些有明显临床表现，经检测有锌缺乏者，要给予锌制剂治疗。一般采用硫酸锌或葡萄糖酸锌口服，治疗后要随时观察疗效及副作用，并注意监测血锌含量。在预防和治疗缺锌过程中，也要注意锌过量中毒的问题。

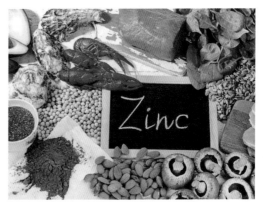

图 4-3-3 锌含量丰富的食物

九、寄生虫病也可以导致孩子们身高矮

世界卫生组织的资料显示在发展中国家中，学龄儿童所面临的一个重大健康问题是肠道寄生虫感染。寄生虫主要寄生在肠道里，可消耗儿童体内的营养素，最终可以影响他们的生长发育，严重者可导致矮小症和其他严重并发症（图4-3-4）。

十、得了蛔虫病会导致身高矮小

我国儿童感染蛔虫病绝大多数为轻症，中重度感染少见。患儿可出现食欲缺乏、瘦弱、睡眠不安、磨牙、夜惊等轻度消化不良的症状。同时蛔虫可损害人小肠结构，引起腹泻、腹痛，严重时可出现肠梗阻和贫血等。严重影响孩子们的生长发育，导致矮小。另外蛔虫可以在体内移行，可进入患儿小肠外的器官，严重的甚至可危及患儿的生命（图4-3-5）。

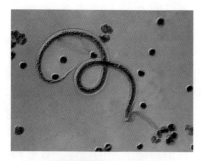

图 4-3-4   寄生虫

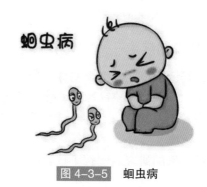

图 4-3-5   蛔虫病

十一、佝偻病的症状

我们通常说的佝偻病主要是指维生素 D 缺乏性佝偻病。佝偻病早期会出现一些精神症状，如多汗、易哭闹、夜惊、夜啼，但这些并不是佝偻病的特异症状，只能作为早期发现的参考依据。佝偻病的特异表现主要是骨骼的改变，如前囟门大，闭合晚，出牙迟，颅骨软化，方颅，肋骨出现"串珠"，肋缘外翻，形成肋软骨沟，鸡胸，脊柱弯，下肢出现"X"形腿或"O"形腿"等。所以，佝偻病的诊断除有维生素 D 缺乏的病史外，还要靠骨骼的 X 线片及一些生化检查（图4-3-6）。

十二、佝偻病会造成孩子身材矮小

佝偻病患者会出现身材矮小，这是因为佝偻病的严重危害主要是骨骼的改变。

严重的佝偻病可造成脊柱弯曲，出现"O"形腿，站立时，两膝关节距离在 3~6 cm 以上（图4-3-7）；"X"形腿，站立时两膝关节并拢，两踝距离在 3 cm 以上，形成了不可逆转的佝偻病后遗症。这样小儿的身长不但不能迅速增长，而且这种弯曲更造成了身材的矮小。

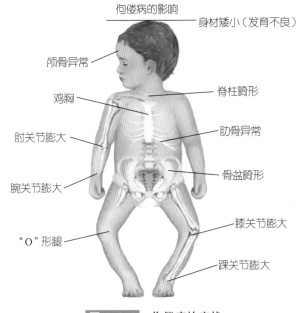

佝偻病的影响
身材矮小（发育不良）
颅骨异常
鸡胸
脊柱畸形
肘关节膨大
肋骨异常
腕关节膨大
骨盆畸形
膝关节膨大
"O"形腿
踝关节膨大

图4-3-6 佝偻病的症状

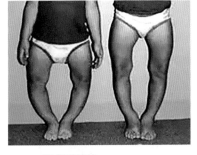

图4-3-7 "O"形腿

十三、小儿佝偻病的预防和治疗

维生素D缺乏性佝偻病会严重影响小儿的生长发育，故预防佝偻病的发生应引起家长的注意。预防的具体措施为：

1. 按时添加辅食，食用一些含有维生素D的食品。

2. 加强小儿的户外活动。一定要在户外，并暴露一些皮肤晒太阳。因日光中的紫外线易被尘埃、烟雾、衣服及普通玻璃所遮挡或吸收，故在屋内或被包裹着不能得到紫外线的有效照射。

3. 药物预防。出生后1~2周就要开始服用维生素D每日400国际单位，母乳及牛乳喂养儿食乳400~500 ml即不需补钙。

4. 一旦出现了佝偻病的症状，要积极地进行治疗，避免后遗症的发生。

十四、生长发育过程中补充钙和维生素D很重要

虽然我们强调了小儿在哺乳期一定要补钙及维生素D，并不是其他时间就不需要补充。儿童期特别是快速生长发育期，如青春发育期，仍需要适当地补充钙及维生素D。

平时补充钙及维生素D的最好方法是坚持喝牛奶。小儿如能坚持每日至少2袋（400 ml）牛奶，钙的补充基本得到保证（图4-3-8）。对于生长速度过快，或出现明显的下肢疼痛症状的小儿，要及时到医院或保健部门就诊，查明原因，在医生的指导下，正确地补充钙及维生素D，以保证儿童生长发育的需要。

十五、过量补充维生素D也会导致矮小

补充维生素D过多导致中毒也同样会造成生长发育迟缓和身材矮小。

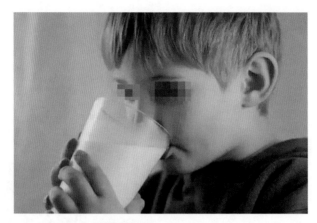

图 4-3-8　喝牛奶补钙

维生素 D 中毒的剂量是，对维生素 D 敏感的患儿，每天摄取维生素 D 4000 国际单位，经 1~3 个月即可出现中毒症，累积总量为 12~36 万国际单位就会引起中毒。维生素 D 是激素的前体，其代谢的活性物质 1, 25 (OH)$_2$D$_3$ 是调节钙磷代谢的一种激素，从骨质中动员钙和磷，也促进骨有机物矿化、成熟。体内维生素 D 代谢虽然也有有效的控制系统，但并非是绝对的，可因无限制的维生素 D 剂量而失控，从而发生中毒。

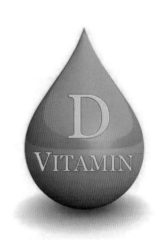

图 4-3-9　过量维生素 D 可引起维生素 D 中毒

维生素 D 中毒的症状包括：高血钙、高尿钙、厌食、恶心、呕吐、多饮多尿、嗜睡或烦躁、软弱无力、面色苍白、关节疼痛、甚至出现血尿，不及时治疗可导致骨硬化，肾、脑、心血管、软组织等钙化，生长发育迟缓，有些损害是终身不可逆转的。所以，我们不仅要预防维生素 D 缺乏性佝偻病，还要避免维生素 D 中毒，要在医务人员的正确指导下，科学地补充维生素 D 的生理需要，使之起到促进儿童生长发育的作用（图 4-3-9）。

十六、低血磷性抗维生素 D 性佝偻病的表现

低血磷性抗维生素 D 性佝偻病患儿多在生后第 2 年发病，症状与常见的维生素 D 缺乏性佝偻病相同，即"O"形腿、"X"形腿等骨骼畸形、生长速度慢等，还可有容易骨折、骨骼疼痛、牙齿发育不良等表现。血清化验显示血磷明显降低，血钙稍高，碱性磷酸酶增高。

十七、低血磷性抗维生素 D 性佝偻病患儿常患身高矮的原因

这主要有两方面的原因：①钙和磷是骨骼生长所需要的主要原料，只有当血清钙及磷浓度的乘积大于 40 时，磷酸钙等钙盐才能在骨骼的干骺端沉积，骨骼长长，人体身高才能增加。而低血磷性抗维生素 D 性佝偻病的患儿，血磷和血钙都低，这种情况下钙磷乘

积很难大于 40，骨骼生长必然受影响；②血钙低会刺激甲状旁腺分泌甲状旁腺素（PTH），导致 PTH 增多，PTH 的作用之一是促进骨的溶解，使骨质中的钙动员出来以增高血钙，因此，影响骨骼的生长。

十八、低血磷性抗维生素 D 性佝偻病的治疗

本病的治疗主要有以下三方面：①活性维生素 D 制剂如罗钙全 [$1, 25 (OH)_2 D_3$] 或骨化三醇。每日剂量应因人而异，在 0.25~0.75 g 之间，目标是控制佝偻病，同时避免维生素 D 制剂的毒副作用。如不能使用活性维生素 D 制剂，亦可使用大剂量维生素 D。②配合给磷酸盐合剂，可以有效地纠正低磷血症，加快佝偻病的治愈。磷酸盐合剂一般用磷酸氢二钠和磷酸二氢钾配置，每日元素磷用量 1~4 g，分 4~6 次口服；③如治疗较晚，骨骼已形成畸形，应在 12 岁以后且佝偻病已基本治愈的情况下做矫形手术。

十九、特殊的骨骼疾病也可以导致身高矮

四肢长骨的变长是身高增长的基础，所以大部分的骨骼疾病都有可能导致身高改变，常见的有，成骨不全、软骨发育不良和大骨关节病等。

1. 成骨不全

俗称脆骨病，该病患儿的骨质非常脆弱，经常是在用力甩甩手、踢踢腿，有时甚至是在打喷嚏的时候出现骨折。

2. 软骨发育不良

也是导致矮小的常见病因。世界上约有 10 万人因患这种病而导致个矮，身高仅有 1 米左右。他们有一些特征性的体征，如脑袋大、前额突出、鼻梁塌陷、四肢短以及臀部上翘等，而他们的上臂骨骼短，手掌短而宽，手指胖大而且等长。

3. 大骨节病

其可能与当地土壤中缺乏 "硒" 元素有关，一般 6~18 岁的孩子容易得这种病。这些患儿除了身材矮小以外，还表现为手指短不能握拳，关节大，畸形，腿呈 "X" 形，走路姿势像鸭子，摇摆不稳，四肢关节疼痛，能听见关节内发出的摩擦声。

二十、腹泻会引起矮小

如腹泻迁延不愈或反复出现，因肠道消化功能减低，肠蠕动亢进，营养的消化和吸收发生障碍，可造成脂肪、蛋白质和糖代谢障碍；长期地丢失水分和电解质，可造成脱水及酸中毒的现象，出现低钾低钙等；这些对生长发育都会造成影响。特别是慢性感染对身体可造成一些损害，长期腹泻又会导致营养不良，营养不良对生长发育的影响见前述。所以，对腹泻的问题也要引起家长的重视，要及时地给予治疗及补充液体，防止造成营养不良。

二十一、肠吸收不良综合征可致侏儒

肠吸收不良综合征是一种发生于婴幼儿的慢性胃肠系统消化吸收功能低下的疾病，此病多在出生后 6 个月左右发病，多见于人工喂养的婴幼儿，发病较缓慢，常发生在急性腹泻或呼吸道感染之后，病后消化功能恢复不好。初期症状是食欲缺乏，面色苍白，体重不增，粪便增多等，粪便呈灰白色，含泡沫及脂肪，常有恶臭。腹泻可轻可重，每日排便约

5~6次，有腹胀。重症多有贫血、消瘦，同时有营养不良水肿，常伴有坐立不安、易受刺激、易疲劳等精神症状。病久者体格发育迟缓，可形成侏儒状态，骨骼与牙齿发育延迟。

二十二、局限性回肠炎可引起发育迟缓

局限性回肠炎又称克罗恩病，是一种进行性无特效治疗方法的消化道疾病，可反复发作，30岁之前自愈的很少，小儿发病率较低，但因对生长发育影响较大，故也应引起重视。

克罗恩病在4岁以前少见，多在青春期出现症状，先见厌食、乏力、低热、反复阵发性腹痛、腹泻、便中带血等，继而出现消瘦苍白、营养紊乱、体格发育差和性成熟延迟等，有的可在肠道症状出现之前已有生长迟缓（表4-3-1）。

表4-3-1　导致继发性免疫缺陷病的因素

1.营养紊乱	蛋白质-热能营养不良，铁缺乏症，锌缺乏症，维生素A缺乏症，肥胖症
2.免疫抑制剂	放射线，抗体，糖皮质激素，环孢菌素，细胞毒性药物，抗惊厥药物
3.遗传性疾病	染色体异常，染色体不稳定综合征，酶缺陷，血红蛋白病，张力性肌萎缩症，先天性无脾症，骨骼发育不良
4.肿瘤和血液病	组织细胞增生症，类肉瘤病，淋巴系统肿瘤，白血病，霍奇金病，淋巴组织增生性疾病，再生障碍性贫血
5.新生儿	
6.感染	细菌感染，真菌感染，病毒感染，寄生虫感染
7.其他	糖尿病，蛋白质丢失性肠病，肾病综合征，尿毒症，外科手术和外伤

二十三、麦胶性肠病的表现

麦胶性肠病（CD）又名麦胶性口炎腹泻、非热带口炎性腹泻、特发性口炎性腹泻、特发性脂肪泻和麸质敏感性肠病。

麦胶性肠病是遗传易感人群对小麦、大麦和黑麦中的麦胶蛋白持续不耐受引起的一种全身系统性疾病。CD患者在复杂的获得性或先天性免疫反应作用下，发生小肠黏膜慢性炎症和小肠绒毛萎缩，全身各器官系统也因为自身抗体的沉积而发生一系列病理改变。

二十四、麦胶性肠病表现多种多样

CD是一种终生都可以发病的全身系统性疾病，临床表现非常多样，发病年龄不同，其临床表现也很不同。婴儿期和儿童早期发病的患者多表现为腹泻、腹胀和生长发育迟缓等典型三联症，呕吐、肠易激、厌食和便秘也很常见。较大的儿童和青春期以后发病的患者经常表现为肠外症状，例如生长发育迟缓、神经系统症状和贫血（图4-3-10）。

二十五、麦胶性肠病的高危人群

CD的高危人群包括1型糖尿病患者、亲属中有CD患者的、伴有不明原因缺铁性贫血、合并有唐氏综合征、特纳综合征或Williams综合征以及选择性IgA缺乏患者。

脂肪泻
粪便中存在过多的脂肪，导致粪便笨重且易漂浮

慢性腹泻
伴有腹痛、腹胀，严重时可伴乳糖不耐受

口腔溃疡
可能是由于缺乏维生素和矿物质而导致的

体重减轻
患病儿童还可能出现身高增长缓慢甚至停止

贫血
肠道受损而铁、叶酸和维生素 B_{12} 吸收困难所致
单纯补铁或维生素 B_{12} 不能改善贫血症状

骨质减少和骨质疏松
易进一步导致骨折

异常出血
主要表现为瘀斑（瘀伤）和牙龈出血
与维生素 K 吸收不良有关

神经系统症状
主要为小纤维神经病变导致的感觉障碍

图 4-3-10　麦胶性肠病的临床表现

二十六、去麸质饮食也只是一种治疗方法

我们将小麦、大麦和黑麦中能激活 CD 免疫反应的贮存蛋白称为麸质蛋白（gluten），它是使小麦、大麦和黑麦具有黏性的成分。去麸质饮食（gluten-free diet，GFD）是唯一被接受的治疗 CD 的方法（图 4-3-11）。

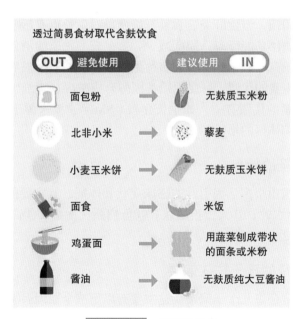

透过简易食材取代含麸饮食

OUT 避免使用		建议使用 IN
面包粉	→	无麸质玉米粉
北非小米	→	藜麦
小麦玉米饼	→	无麸质玉米饼
面食	→	米饭
鸡蛋面	→	用蔬菜刨成带状的面条或米粉
酱油	→	无麸质纯大豆酱油

图 4-3-11　去麸质饮食

二十七、麦胶性肠病的治疗

去麸质饮食治疗是目前唯一被公认有效的治疗方法，大多数有症状的患者在治疗几周

内症状得到改善，但调查发现大约有 30% 对去麸质饮食治疗（GFD）反应不佳，最主要的原因可能是与患者的依从性较差有关。

孩子们在去麸质饮食治疗后，腹泻症状往往可以明显改善，甚至完全好转。患儿的营养状况可以明显改善，由此其生长发育状况也就有所改善。

二十八、特纳综合征合并麦胶性肠病的临床特点

矮小是特纳综合征的一大主要特点，也是儿童早期发病的 CD 患儿主要甚至是唯一的临床表现。在特纳综合征患者中检测麦胶性肠病血清特异性抗体呈阳性使人们意识到两者之间同时存在可能并非偶然。对那些临床上 GH 替代治疗效果不佳的特纳综合征患儿，意识到可能存在隐性 CD，早期给予去麸质饮食治疗对改善预后有意义。

二十九、慢性肝病也导致个矮

肝是消化系统非常重要的器官。同时肝对生长发育也具有非常重要的作用，如果肝有问题就会造成生长介素（即类胰岛素样生长因子，IGF-1）的合成分泌功能障碍，IGF-1 是受生长激素调节的生物活性物质，生长激素主要通过 IGF-1 来促进骨细胞增加，软骨骨化，最终实现人体增高，肝功能障碍导致 IGF-1 水平锐减，从而可导致孩子的生长速度锐减，甚至个子不长。

三十、这些肝病会影响生长

慢性肝病如胆道闭锁、慢性肝炎、囊性纤维变等对生长也有影响。此类影响是多方面的，包括：①胆汁的排泌功能障碍，胆酸减少，影响营养物质的消化吸收；②小儿时期生长发育所需蛋白质量较高，肝细胞能合成多种蛋白质，肝功能受损后蛋白质的合成受到影响；③肝参与多种维生素的代谢，肝受损后类固醇合成减少，对维生素 D 的代谢有影响；④肝与许多内分泌激素的代谢有关，如生长介素（SM）主要来源于肝，肝受损时，血中的生长介素降低，影响体格的增长。

三十一、肾病综合征的特点

肾病综合征是一组由很多病因引起的临床症状和体征，其主要的临床特点是"三高一低"，即：①全身高度水肿；②大量蛋白尿；③低白蛋白血症；④高脂血症。肾病综合征的病理生理见图 4-3-12。

三十二、肾病综合征的孩子往往偏矮

有一部分肾病综合征患儿个子偏矮，这主要有以下三个原因：①肾病综合征本身病理分型属于较为难治类型，致使病情长期未能缓解，导致营养不良，身高增长慢；②由于糖皮质激素是治疗肾病综合征的主要药物，而且小儿肾病经常会复发，不得不反复或长期使用糖皮质激素。糖皮质激素的副作用之一就是促进蛋白质分解及钙磷排泄，导致骨质疏松，影响骨骼生长；③肾病本身的基本病理损伤所致的血清胰岛素样生长因子及其结合蛋白（IGF-IGFBPs）异常分布可能也参与了肾病患儿生长障碍的发病过程。

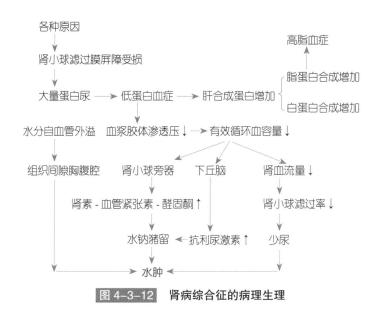

图 4-3-12　肾病综合征的病理生理

三十三、激素治疗肾病综合征不可怕

不用激素治疗肾病可以吗？我们的回答是：不行。因为目前已公认肾病综合征是由于细胞免疫或体液免疫系统受损所致的疾病，这就必须用免疫抑制剂治疗。糖皮质激素作为免疫抑制剂，从 20 世纪 50 年代开始用于治疗肾病，已充分证实了其可靠疗效。而其他一些免疫抑制剂（如环磷酰胺等）和中药，亦都应配合激素治疗才能获得良好的效果。如果家长自作主张停用激素而相信"可以除祛病根"的疗效不确定的草药，最后只能是耽误了治疗时机。

三十四、肾病患儿在激素治疗期间应补充钙及维生素 D

泼尼松为维持生命所必需的一类糖皮质激素，对依赖蛋白质、糖、脂肪、电解质等进行代谢的多种组织器官的功能有重要影响。

它对骨骼系统的影响为增加骨骼脱钙，若长期不补充钙片及维生素 D 予以纠正，必然会导致骨质疏松，出现骨痛、易骨折、出牙晚、身高增长缓慢等症状。因此，肾病患儿在强的松治疗期间一定要补充钙剂及维生素 D。

三十五、慢性肾衰竭的表现

慢性肾衰竭（CRF）由于肾单位受到破坏而减少，致使肾排泄调节功能和内分泌代谢功能严重受损而造成水与电解质、酸碱平衡紊乱，出现头痛、乏力、厌食、呕吐、烦渴、夜尿多、生长迟缓等症状，查体时多会发现 CRF 患儿苍白或萎黄、倦怠、高血压等，如是较小儿童患 CRF，常会发现矮小及佝偻病体征：如方颅、鸡胸、肋下缘外翻、手镯征、双下肢呈现"O"形腿或"X"形腿等（图 4-3-13）。实验室检查多会显示如下异常变化：贫血，蛋白尿和（或）血尿，尿素氮、肌酐、血磷等升高，代谢性酸中毒等。

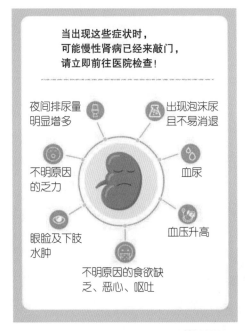

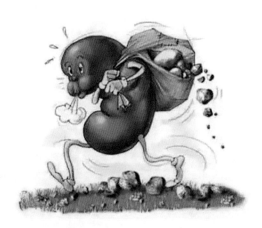

图 4-3-13　慢性肾衰竭的表现

三十六、慢性肾衰竭患儿也常个矮

约有一半慢性肾衰竭（CRF）患儿的身高低于同龄儿身高的第3百分位数值，特别是婴儿期即已肾功能不全或患CRF病程较长的年长儿。此类患儿的体重虽也减少，但与身高尚成比例。CRF小儿生长迟缓是多种因素联合作用的结果，其中由于食欲缺乏进而热卡摄入量不足和利用障碍导致的营养不良、严重的代谢性酸中毒和骨代谢障碍被认为是生长障碍的主要原因。

三十七、慢性肾衰竭患儿身材矮小的治疗

对小儿CRF生长迟缓的处理，尽可能纠正其水和电解质异常。特别注意保证热卡摄入，这对小婴儿十分重要。必要时可经过鼻胃管喂入配方奶及相应的营养成分。纠正存在的酸中毒，注意钙、磷和钠的平衡，控制好血压。如果原发病仍需激素治疗，则将激素用量维持在最小有效剂量。为了纠正尿毒症引起的生长障碍，已有开始应用基因重组人生长激素（hGH）治疗生长迟缓的CRF患儿。

三十八、肾小管性酸中毒的临床表现

肾小管性酸中毒（RTA）是一组临床综合征。根据肾小管酸中毒的分型不同，临床表现不尽相同，但一般来说，RTA患儿常有如下表现：①生长发育落后、身材矮小、喂养困难；②易疲劳、软弱、肌无力、厌食、呕吐、便秘、活动时气急等；③烦渴、多饮、多尿、脱水；④肾钙化、肾结石、肾绞痛；⑤顽固性佝偻病，如"X"形或"O"形腿等，骨痛，行走慢，鸭步态；⑥低钾血症、周期性麻痹等。

三十九、肾小管性酸中毒患儿常身材矮小

患儿表现出易疲劳、厌食、呕吐和生长缓慢。远端肾小管性酸中毒患儿体内氢离子的正平衡，尚会导致身体动员骨的缓冲系统，特别是骨骼的主要成分——碳酸钙，以缓冲体内过多的氢离子，因而引起佝偻病或骨软化，骨骼不能正常生长，个子就更不容易长高了。

四十、肾小管性酸中毒的治疗

肾小管性酸中毒（RTA）主要应用碱性药物治疗，治疗的目的是使血 pH 值及二氧化碳结合力维持在正常范围内。①碱性药物多采用枸橼酸盐混合液；②在碱性药物治疗同时，可采用低盐及低含硫蛋白饮食，以减少食物中某些酸根的摄入；③根据血钾情况，适当补钾；④伴有佝偻病者，应补充维生素 D 制剂。

四十一、范可尼综合征（Fanconi 综合征）的表现

Fanconi 综合征是指一组临床症状，主要特点为多发性近端肾小管再吸收障碍。表现为高氯性代谢性酸中毒、低血钾，而且尚因丢失氨基酸、葡萄糖、磷及蛋白质等其他物质，而出现明显的低血磷、佝偻病、骨质疏松及生长迟缓等。Fanconi 综合征的病理生理与临床表现见图 4-3-14。

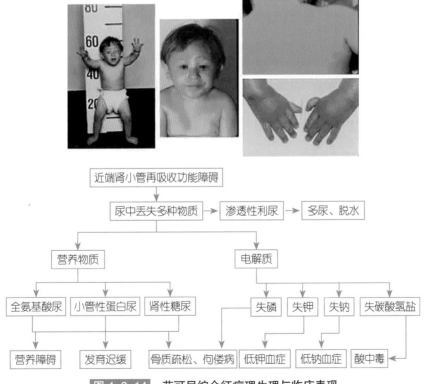

图 4-3-14　范可尼综合征病理生理与临床表现

四十二、慢性贫血可导致个矮

贫血是小儿时期常见的一种综合征，可造成组织缺氧，还是一些感染性疾病的诱因，这些都可影响小儿的生长发育。

慢性贫血引起生长障碍较明显的疾病是地中海贫血和镰状细胞贫血。

地中海贫血在我国常见于广东、广西及四川等地，患儿开始生长正常，10岁以后生长落后、发育延迟、女童初潮出现晚。地中海贫血的遗传方式和临床表现见图4-3-15。镰状细胞贫血可使身高和体重增长减慢，对骨骼发育和性成熟有不利影响，患儿生长发育延迟，但生长障碍的有关因素尚不清楚。

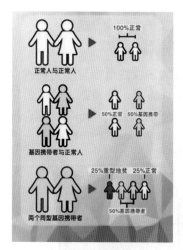

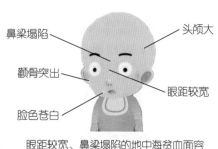

眼距较宽、鼻梁塌陷的地中海贫血面容

图 4-3-15 地中海贫血的遗传方式和临床表现

四十三、先天性心脏病也影响患儿的生长发育

先天性心脏病是小儿最常见的心脏病，研究显示在1000例患有各种心脏病的患儿中，近50%患儿的身高低于第16百分位数值，28%患儿低于第3百分位数值。先天性心脏病儿童个子矮小主要是因为循环功能障碍导致，如果手术消除这种障碍，恢复正常的循环功能，生长发育就能恢复正常。早期接受手术，孩子们的循环和生长发育受到的负面影响就较小。先天性心脏病的临床表现和病理学基础见图4-3-16与图4-3-17。

四十四、先天性心脏病病情严重者会影响身高

先天性心脏病（先心病）有很多种，严重的很快造成死亡，有些轻症的可长期生存。

青紫型先心病如法洛四联症、三尖瓣闭锁、肺动脉闭锁和大动脉转位等是最严重的一类。这类病人严重者很难长期生存，由于长期的缺氧状态，对生长发育的影响极大。

非青紫型先心病如房间隔缺损、室间隔缺损、动脉导管未闭等，是临床上较常见的一

房间隔缺损	室间隔缺损	动脉导管未闭	法洛四联症
左向右分流型 （潜伏青紫型）	左向右分流型 （潜伏青紫型）	左向右分流型 （潜伏青紫型）	右向左分流型 （青紫型）
平时无青紫，加重时青紫	平时无青紫，加重时青紫	平时无青紫，加重时青紫	持续青紫，喜蹲踞
易并发肺炎、心力衰竭等	易并发肺炎、心力衰竭等	易并发肺炎、心力衰竭等	血液黏稠，易并发脑血栓
肺门舞蹈征	胸骨左缘第3~4肋间杂音	机器样杂音、差异性青紫	靴形心
P_2 亢进、分裂	P_2 亢进	P_2 亢进	P_2 减低

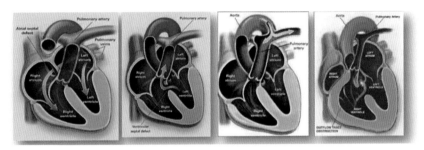

图 4-3-16　先天性心脏病的临床表现和病理学基础

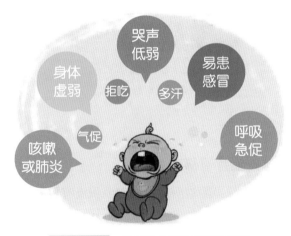

图 4-3-17　先天性心脏病的临床症状

种，发病较多，且可生存较久。中轻型对生长发育的影响不大，较重的特别是出现肺动脉高压及青紫的，也会造成生长发育延迟，甚至危及生命。

先心病中还有一种为没有分流型的如单纯肺动脉口狭窄、主动脉缩窄等，有的可造成青紫，有的无青紫症状，视症状轻重，轻者不影响生长发育，重者则可造成生长发育迟缓。

四十五、先天性心脏病手术后部分患儿可正常生长

先天性心脏病手术后能否成功地赶上正常生长，与以下一些因素有关：

1. 手术实施的年龄。手术越早，对患儿的循环及生长发育造成的影响越少。

2. 手术能否使心血管获得正常的生理功能。如手术前生长发育迟缓严重及与正常差别较大者，追赶上正常情况有困难。

3. 有些先心病手术效果好，有些则稍差，如肺动脉口狭窄手术纠正后生长改善最好，主动脉缩窄手术纠正后生长发育恢复最差。如果手术治疗不能纠正低氧血症，生长不良不能明显改善。

四十六、哮喘也影响患儿的生长发育

哮喘迁延的反复发作使患儿的氧代谢出现障碍，对身体的整个代谢功能都会造成影响，所以这些患儿可表现为营养不良、驼背、桶状胸、身材矮小、类似于侏儒的状态。一般来说，哮喘病人如发作不频繁，发作症状不重或治疗较合理，对身材的影响会少一些，可达到正常身高；但反复频繁发作者，或治疗不当者，大多数都不能达到正常身高（图4-3-18）。

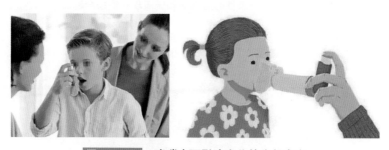

图4-3-18 哮喘也可影响患儿的生长发育

四十七、哮喘患儿的这些治疗可影响生长

哮喘的发作由于症状重，呼吸困难明显，故需要积极有效的治疗。治疗哮喘的药物有几类，其中肾上腺皮质激素的副作用是可促进蛋白质分解和抑制蛋白质合成，产生负氮平衡；可增加钙、磷排泄，同时有抗维生素D的作用，以致影响钙的吸收；长期应用还可抑制成骨细胞的活力，使骨质形成发生障碍，可致骨质疏松，甚至发生骨折。另外，肾上腺皮质激素有对抗生长激素的作用，对小儿能抑制骨骼生长及蛋白质合成。

四十八、哮喘患儿的治疗不影响长个的治疗

由于认识到哮喘是气道的非特异性慢性炎症，所以皮质激素的吸入治疗是目前首选的治疗。吸入治疗的优点是药物通过气道直接作用于病变局部，而不需口服用药，用药量少，疗效好，副作用小，研究证明长期应用不会影响生长。

四十九、肺疾病可引起矮小

肺是呼吸系统的重要器官，肺疾病造成体内缺氧，可引起生长不良。例如，肺疾病中的囊性纤维变对儿童生长不利的因素有：①慢性肺部疾患；②由于胰腺功能不足，消化功能差可致营养低下；③慢性感染，机体的消耗增加。再如支气管扩张患儿低氧和感染对生长的影响几乎是相等的。还有睡眠梗阻性呼吸暂停（打鼾严重）患儿，除低氧血症影响生长外，还要考虑因呼吸费力消耗过多热量和摄入热量不足对生长的有害影响。改善这类患儿呼吸道梗阻和供给充足的营养对恢复正常生长是必需的条件。

第四节　遗传病和先天性疾病

一、一些矮小儿童应去遗传门诊就诊

有的矮小儿童到矮小门诊看病后，医生还建议家长去看遗传咨询门诊。有些家长不理解，会问："我的孩子只是长得矮，为什么要去看遗传病专业医生？"因为相当多的矮小儿童可能是由于先天遗传性或代谢性疾病所致。比如矮小又伴智力低下者，智力低下又有身体畸形者，伴有头面外观异常或身体各个部位畸形者以及身体各部位不匀称，如躯干短或四肢相对比较短者。

先天性疾病和遗传代谢病，都可能有上面的表现。这些疾病中有的遗传，有的不遗传。遗传病专科医生经过详细的检查以及通过一些常规筛选或特殊实验室检查后，经过综合分析，做出确切的诊断并提出处理意见，回答家长的一些问题，如能否治疗？能否再生一个健康的宝宝？这些都是对患儿家长非常重要的信息（图4-4-1）。

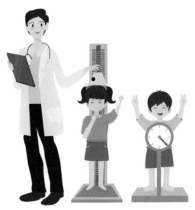
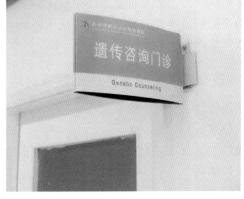

图 4-4-1　遗传咨询门诊就诊

二、如果有这些特殊的症状和体征需要考虑遗传性疾病

见表 4-4-1。

表 4-4-1　遗传病初步诊断参考的症状与体征

部位	特殊症状或体征
全身状况	发育迟缓、体重增加低于年龄增长、智力障碍、精神和行为异常、哭声似猫等
头部	小头、巨头、舟状头、小颌、枕骨扁平、满月脸、眼距宽、内眦赘皮、小眼球、无眼球、小眼裂、眼裂外斜、上睑下垂、无虹膜、蓝色巩膜、斜视、眼球震颤、角膜混浊、白内障、色觉异常、近视、耳低位、小耳、巨耳、耳聋、耳壳畸形、鼻梁塌陷、鼻根宽大、唇裂、腭裂、巨舌、舌外伸、牙齿畸形等
颈部	宽颈、璞颈、短颈、发际低位等
躯干	鸡胸、盾状胸、脊柱裂、乳间距宽、乳房发育异常、疝等
四肢	小肢、短肢、多指（趾）、并指（趾）、短指、蜘蛛指（趾）、蹈趾与第二趾间距大、摇椅状足、肘外翻、髋关节脱位等
皮肤	皮纹改变、皮肤角化过度、鱼鳞状皮肤、无汗、肤色异常（色素过多或减少）、多毛等
外生殖器及肛门	隐睾、外生殖器发育不良、尿道下裂、小阴茎、阴蒂肥大，大小阴唇过大或过小，肛门闭锁等

三、遗传病的危害

遗传病的危害性首先在于遗传性。通过传递遗传物质，这些疾病可以按照特定的遗传方式并按一定的比例在后代中传递，因此在遗传病患者家系中往往有一个以上甚至多个的发病个体，遗传病如基因异常造成酶缺陷而导致代谢障碍，将随着患儿的逐渐长大，临床症状会越来越明显，患儿将受累终生或夭折。

防治遗传病最重要的是开展遗传优生咨询和诊断工作，及时检出先证者患儿及那些体内携带致病基因的患儿及家属。

四、这些遗传病和先天性疾病可致身材矮小

下列遗传性疾病可导致身材矮小：

1. 内分泌病

单纯性生长激素缺乏症、先天性甲状腺功能减退等。

2. 染色体病

唐氏综合征（21- 三体综合征）、13- 三体综合征、18- 三体综合征、特纳综合征等。

3. 代谢病

黏多糖贮积症、黏脂贮积症、范可尼综合征、低血磷抗维生素 D 性佝偻病、维生素 D 依赖性佝偻病、糖原贮积症和肾小管性酸中毒等。

4.遗传性畸形综合征

De-Lange 综合征、Laurence-Moon-Biedle 综合征、Rusell-Silver 综合征、Hallerman-Streiff 综合征、Prader-Willi 综合征、早老症、脑眼肾综合征、窒息性胸廓发育不良等。

5.遗传性骨病

先天性软骨发育不良、先天性成骨发育不良、颅骨锁骨发育不良、脊柱骨骺发育不良等。

6.胎内感染综合征

胎儿风疹综合征、胎内弓形虫感染、胎儿巨细胞病毒感染等。

五、遗传病的范围

由于生殖细胞或受精卵里的遗传物质 [去氧核糖核酸（DNA）、核糖核酸（RNA）和线粒体 DNA] 发生变化而引起的疾病都称为遗传病。遗传病都是先天性疾病，但先天性疾病不一定是遗传性疾病，因为先天性疾病不一定有遗传物质的改变。如母亲孕期缺碘，出生的孩子智力低下，属于先天性疾病。有些传染病（如结核病）或营养不足可造成家族性发病。

六、遗传病的分类

遗传病可以分为 3 类：①单基因病；②多基因病；③染色体病。

单基因病是由于单个基因或一对等位基因缺失、突变所致。基本上按孟德尔定律遗传。单基因病又分为：①常染色体显性遗传病；②常染色体隐性遗传病；③ X 连锁隐性遗传病；④ X 连锁显性遗传病；⑤线粒体遗传病等。隐性遗传病的遗传模式见图 4-4-2。

多基因病是由多个基因及环境因素共同决定的。多基因病不取决于一对基因，而是几对基因共同作用的结果。在遗传过程中，往往出现累积作用，而且受外界环境的影响，属于多基因遗传的有身高、肤色、智力、血压等。

七、常染色体显性遗传病的特点

遗传基因位于常染色体，基因性质为显性，只要有一个等位基因发生了突变就能出现临床表现。这种遗传病的表现与该病的表现度和外显率有关。不同个体的外显率和表现度的差异很大，有的患者具有外显基因但不外显，外表如正常，有的表现度极低，以致易被忽略，因而可以出现隔代遗传现象。常见的显性遗传病有先天性软骨发育不良、先天性成骨不良、马方综合征（图 4-4-3）、多指、短指、多发外生骨疣、成人性多囊肾和颅缝早闭等。

八、常染色体隐性遗传病的特点、有哪些常见疾病

常染色体隐性遗传的致病基因位于常染色体，基因性质为隐性。也就是说，个体仅存在一个致病等位基因时，不发病，只有致病基因成纯合状态时，即两个等位基因均发生突变时，才导致疾病（图 4-4-4）。因此隐性遗传病的患者都是致病基因的纯合子。常见的有：白化病、原发性小头畸形、肝豆状核变性、苯丙酮尿症（图 4-4-5）、黏多糖病、糖原贮积症、单纯性生长激素缺乏症、21- 羟化酶缺乏症、进行性脊髓性肌萎缩症等。

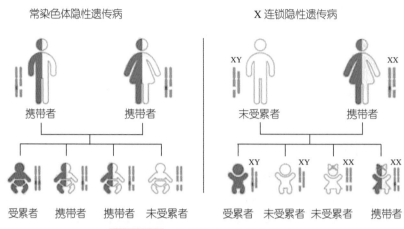

图 4-4-2　**隐性遗传病的遗传模式**

注：隐性遗传病携带者表型正常，往往没有家族史，但上述携带方式可能会导致子代疾病的发生。

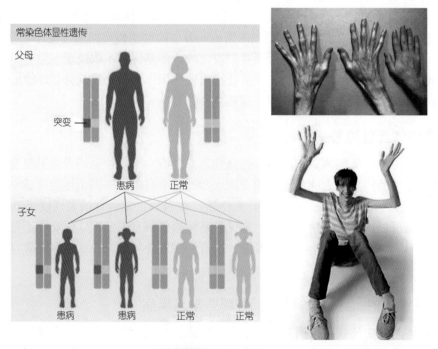

图 4-4-3　**马方综合征**

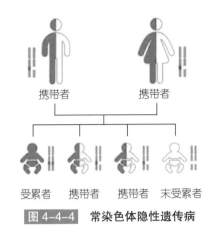

携带者　　　　携带者

受累者　携带者　携带者　末受累者

图4-4-4 常染色体隐性遗传病

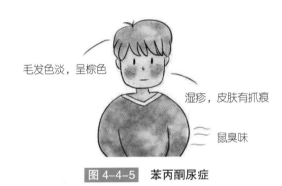

毛发色淡，呈棕色

湿疹，皮肤有抓痕

鼠臭味

图4-4-5 苯丙酮尿症

九、X连锁显性遗传病的特点、有哪些常见疾病

这种遗传病致病基因位于X染色体，基因性质为显性，因此，男女都发病。由于女性有2个X染色体，因此，女性的症状较轻，因为还有一个正常的等位基因具有代偿功能。如低血磷抗维生素D佝偻病、肾性尿崩症、葡萄糖-6-磷酸脱氢酶缺乏症等。

十、X连锁隐性遗传病的特点？有哪些常见疾病

致病基因位于X染色体，基因为隐性。由于女性有2个X染色体，如果只带有一个致病基因，另一个是正常的等位基因时，正常的基因有补偿作用，因此不发病。男性只有一条X染色体，因此，X染色体上带有一个致病基因时，就出现症状。如血友病、杜氏进行性肌营养不良、神经性腓骨肌萎缩症、肾上腺脑白质营养不良、无汗性外胚层发育不良、红绿色盲、眼脑肾综合征（图4-4-6、图4-4-7）。

十一、线粒体遗传病的特点

线粒体是细胞核外的一种重要的细胞器，与机体能量代谢有关（图4-4-8）。位于线粒体的致病基因呈母性传递方式，男女两性均可患病。

常见于神经系统疾病及肌病，如线粒体脑肌病伴高乳酸血症和卒中样发作综合征，肌阵挛性癫痫伴破碎红纤维综合征，Leigh病及肉碱缺乏综合征等。它们共同的临床表

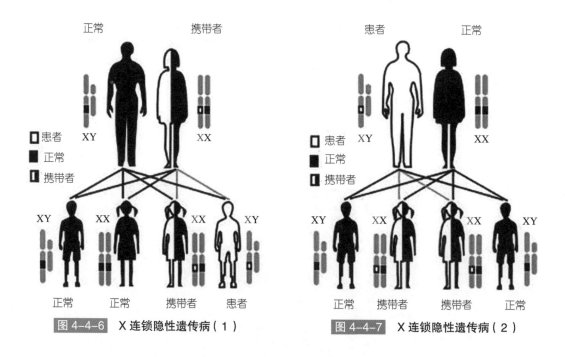

图 4-4-6 X 连锁隐性遗传病（1）   图 4-4-7 X 连锁隐性遗传病（2）

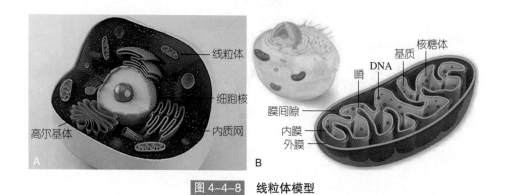

图 4-4-8 线粒体模型

现为智力、运动发育迟缓，智力低下，身材矮小，肌张力低下。血液乳酸及丙酮酸的测定有助于诊断，肌肉活检可进一步帮助确诊。目前对这组疾病仅是对症治疗。

十二、染色体病会影响长个

正常人有 46 条染色体，22 对常染色体和 1 对性染色体。如果染色体的数目增加或减少，或者在结构上发生缺失、易位、重复等变化，这种疾病称为染色体病。染色体病又可分为常染色体病和性染色体病。这些患儿的生长发育往往都会受影响，使孩子难以长个。男孩和女孩染色体构成不同，见图 4-4-9。

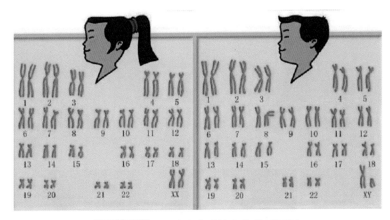

图4-4-9　男孩和女孩染色体构成不同

十三、特纳综合征

特纳（Turner）综合征，又称为女性先天性卵巢发育不良综合征，患有这种病的孩子95%~100%身材都比较矮小。

患有特纳综合征的女孩，染色体为45XO，即22对常染色体和1条X染色体，比正常女孩少了1条X染色体。

患有此病的女孩在出生时，表现为身高、体重落后于常人，手、足背明显水肿，颈侧皮肤松弛。出生后身高增长缓慢，比起同龄的孩子个子明显矮了许多，长大后身高在139~147 cm。患病女孩常有以下的表现：体毛多，有较多的黑色素痣；后发际低，脖子粗而短，50%有颈蹼（即脖子两侧长有两块皮瓣）；盾形胸，乳头间的距离增宽；肘外翻和指（趾）甲异常凹陷等，其他还有如眼距宽、上睑下垂、内眦赘皮、牛奶咖啡斑、腭弓高、第4掌骨短、指甲发育不良、乳房不发育、智力正常或轻度异常等（图4-4-10）。约35%患儿伴有心脏畸形，以及肾畸形（如马蹄肾、异位肾、肾积水等），合并原发性甲减。

十四、特纳综合征的遗传学诊断

利用细胞遗传学技术分析相关染色体异常是诊断本病的主要依据，对口腔黏膜涂片进行性染色体检查是鉴定X单体的简单技术。

十五、特纳综合征患儿的父母可以实现优生

可以在妊娠中期行羊水穿刺及羊水细胞核型分析，必要时选择终止妊娠。

十六、胎儿期和婴儿期就能诊断特纳综合征

绝大多数特纳综合征患儿是在出生前由于其他原因做羊水穿刺或常规检查时发现。做胎儿B超时也可发现，因为特纳综合征的患儿有一种特殊表现，即颈部有明显的水肿。特纳综合征的新生儿还可有如下多种多样的外观特征，特别是手和足的水肿，两个手背肿得像小馒头，颈部粗短、水肿，还可有心血管畸形。有这些特征的新生儿应做染色体检查，

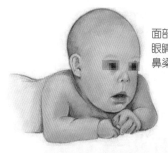
面部扁平
眼睛狭长
鼻梁较宽

A

小指缺少一个关节，向
内弯曲手掌的横向纹路
只有一条

第一趾与第二趾之间
间隔较大，掌纹较多

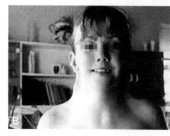

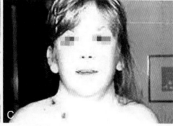

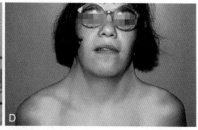

B　　　　　　　　　C　　　　　　　　　D

图 4-4-10　特纳综合征患儿外观

以求进一步确诊此病。

十七、特纳综合征患儿的诊断还需要注意哪些地方

诊断特纳综合征患儿需要注意以下几个方面：

女孩个子矮小或有外观不正常，通过检查染色体就能确诊。

特纳综合征患儿还需要注意是否还有性腺胚细胞瘤、马蹄肾等肾异常，先天性心脏病，先天性髋关节脱位，脊柱侧弯，听力损害，近视，青光眼，眼球震颤，自身免疫性甲状腺炎等。同时也要注意患儿的心理问题，必要时进行心理干预（图 4-4-11）。

因此特纳综合征患儿确诊后还应进一步做以下检查：

1. 腹部子宫和卵巢 B 超检查。

2. 心血管彩超检查。

3. 肾 B 超检查。

4. 生长激素兴奋试验。

5. 甲状腺功能和抗甲状腺抗体。

十八、特纳综合征的治疗目的

特纳综合征虽然是先天性疾病，但现在可以对症治疗。目前临床上进行综合治疗的目的有以下三方面：

1. 改善生长速度和身高

患这种病的女孩，热切希望接受生长激素的治疗，并受到家长的支持。

2. 女性化

患这种病的女孩如果没有雌激素的治疗，通常到成年时没有任何女性特征。雌激素治

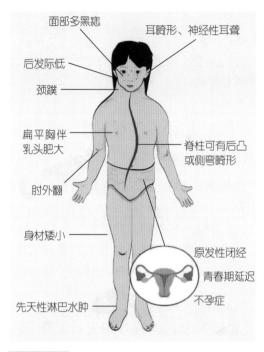

面部多黑痣

耳畸形、神经性耳聋

后发际低

颈蹼

扁平胸伴
乳头肥大

脊柱可有后凸
或侧弯畸形

肘外翻

身材矮小

原发性闭经

青春期延迟

不孕症

先天性淋巴水肿

图 4-4-11 **特纳综合征患儿临床表现和并发症**

疗后可以让患者出现女性的第二性征。但是，必须注意应用雌激素的时间不能过早，因为雌激素可以加速骨骺闭合而减少身高增长的时间，最好在骨骺接近闭合时再使用雌激素。

3.治疗其他疾病

有性腺胚细胞瘤者应手术切除。有明显的颈蹼（颈部两旁有两块皮瓣），为了美观可以做整形手术。有心脏、肾或其他疾病的女孩，可以做相应的对症治疗。

十九、特纳综合征患儿也能长高

特纳综合征的主要特征之一是身材矮小，一般患儿头 3 年的生长速度相对正常，但以后逐渐下降，可缓慢生长至 18~20 岁。

诊断明确后，特纳综合征如果不治疗，到成年时身材很矮，其最终身高为 142.9 ± 7.3（139.0~146.0）cm。特纳综合征患儿早期开始人生长激素（或伴同化激素）治疗，是目前主要的治疗方法之一。生长激素用量为每公斤体重每天 0.1~0.15 U，皮下注射 1 次。

特纳综合征患儿用骨龄预测身高不准确，因为他们青春期不来临，骨骺闭合晚，有的年龄很大仍可以持续缓慢长高。

二十、影响生长激素治疗特纳综合征效果的因素

每位家长都希望自己的孩子治疗后能长得更高些。那么哪些因素会影响生长激素治疗此症的效果呢？

1.治疗开始的年龄，年龄越小，效果越好。

2.治疗开始时患儿身材相对比较高的效果好。

3.父母身高较高的效果好。

4.生长激素用量要充足。

5.生长激素刺激试验结果，生长激素水平低的效果好。因此，患者最好做生长激素刺激试验，对治疗效果的预测有好处。

6.加用氧甲氢龙治疗效果好。

7.治疗持续时间越长效果越好。

二十一、特纳综合征患者也能正常结婚

家长常担心这些孩子将来找不到对象，因为他们到青春期时既矮又无性征发育。

雌激素使用的开始时间和剂量，应由专科医生仔细考虑，并与患儿及其家长商量决定。一般雌激素治疗6~12个月后，开始用药建立人工周期，使患儿在女性性征方面完全发育。这样，患者经过正确治疗，性征正常后可以找对象和结婚。但是患者没有正常的卵巢，不能排卵，当然不能生育。不过现在已有通过体外受精并将受精卵植入子宫等生殖技术而获得生育能力的报道。

二十二、遗传代谢病严重影响患儿的智力和生长发育

人的生命活动由体内持续不断的代谢维持，而代谢依靠各种酶和蛋白质进行，如果某种酶或结构蛋白由于先天原因缺乏或不足，就能导致代谢紊乱，由此所导致的疾病被称为遗传代谢病。这类疾病以神经系统受累最多见。

遗传代谢病包括氨基酸和有机酸代谢病、线粒体病、黏多糖病、糖原贮积症、范可尼综合征、低血磷抗维生素D性佝偻病、肾小管性酸中毒及某些可影响脑白质和灰质的遗传病。这些疾病的临床表现包括进行性智力倒退、智力低下、体格发育障碍及运动功能异常（图4-4-12）。

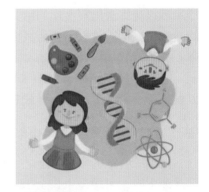

遗传代谢病是因基因突变导致的代谢缺陷，机体维持正常代谢所必须的某些多肽和（或）蛋白组成的酶、受体、载体及膜泵生物合成障碍，引起疾病。

图 4-4-12　什么是遗传代谢病

遗传代谢病是导致儿童死亡和残疾的一组主要原因。绝大多数遗传代谢病是常染色体隐性遗传病，少数是常染色体显性遗传或X连锁遗传病，因此，均为散发疾病。患者临床表现轻重不同，重症患儿于新生儿期发病，轻症可能在儿童甚至成年发病。

二十三、遗传代谢病的早期表现

新生儿出现嗜睡、反应差、吃奶不好、呕吐、腹泻、惊厥、肌张力过高或过低等，足月儿生后24 h以上出现黄疸且持续两周以上仍不消退，排除了其他新生儿疾病。婴幼儿出现智力低下、惊厥、肢体瘫痪、肌张力异常、共济失调、肝脾大，甚至尿有异味者，一定要找专科医生进一步检查，要注意除外遗传代谢病（图4-4-13）的可能性。

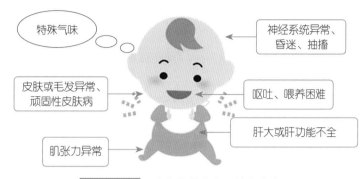

图 4-4-13　遗传代谢病患儿的临床表现

二十四、遗传代谢病的治疗

截至目前，不少遗传代谢病尚无特殊有效的治疗方法。目前其主要治疗原则是禁其所忌、去其所余、补其所缺。

例如苯丙酮尿症患儿，禁其所忌指的是，既要限制饮食中苯丙氨酸的摄入，又要保证正常生长发育所需要的热量和营养所需。所以应低苯丙氨酸饮食，即摄入苯丙氨酸含量较低食物，以减少苯丙氨酸及其代谢产物在体内的蓄积，避免造成脑损伤。

去其所余是指用螯合剂将体内有毒物质排出。例如肝豆状核变性患儿使用青霉胺，可螯合体内多余的铜，从而促进铜从尿中排泄，减少铜在患儿的脑、肝、角膜上沉积。

补其所缺是指针对代谢所需酶的缺陷，可进行外源性酶的替代治疗。目前的研究已发现 20 余种先天性代谢疾病可用维生素治疗，如甲基丙二酸尿症，可用维生素 B_{12} 治疗（表4-4-2）。

表 4-4-2　遗传代谢病的饮食治疗方法

疾病名称	方法
苯丙酮尿症	低苯丙氨酸饮食
枫糖尿症	低亮氨酸饮食
半乳糖血症	免乳糖、免半乳糖饮食
果糖不耐受	限果糖饮食
家族性高胆固醇血症	限制动物固醇饮食
谷固醇血症	限制植物固醇饮食
肝豆状核变性	低铜饮食
尿素循环障碍	低蛋白、高热量饮食
有机酸血症	低蛋白、高热量饮食
脂肪酸、酮体代谢病	低脂肪、高糖饮食，避免长时间空腹
糖原累积症	生玉米淀粉，限制谷物

二十五、预防遗传代谢病尤为重要

由于不少遗传代谢病尚无特效治疗方法，预防就显得尤为重要。归纳起来预防措施包括以下方面。

及时发现致病基因携带者。现在一些遗传中心或临床实验室可以用直接测定酶的活性，发现家系中这些致病基因携带，并且将这些遗传资讯提供给患者及家属。

此外，产前诊断是遗传代谢病防治中最重要的进展之一。主要对孕妇进行影像学、染色体、酶及其他生化及分子遗传学检查，以期在出生前就能做出诊断。

二十六、苯丙酮尿症的表现及治疗

在门诊有时可以见到家长说自己的孩子个子长得很慢，并且贪睡、食欲缺乏、呕吐、腹泻、惊厥、反应差、不爱活动、尿有发霉的异味，经筛查才发现原来孩子患有苯丙酮尿症。这是一种儿童中最为常见的遗传性代谢病。

这类患儿除了个矮以外，出生时大多正常，如不能给予治疗，于出生后 1~2 个月开始逐渐发生皮肤、毛发颜色变化，面白发黄。4~6 个月智力和运动功能发育迟滞，90%以上患儿有中度至重度智力低下，约 1/4 患儿出现各种癫痫发作，患儿有强烈的鼠尿味或霉味，是由于尿及汗液中排出苯乙酸等异常代谢产物所致。大部分患者活不到 30 岁。

目前，苯丙酮尿症主要的治疗方法为饮食治疗，即给予低苯丙氨酸饮食。如果能在症状出现之前开始治疗，可使患儿智力发育接近正常。

二十七、甲基丙二酸尿症的表现和治疗

甲基丙二酸尿症是有机酸代谢病中最常见的一种，根据代谢阻滞的部位和缺陷的酶的不同，本病可分为 4 型，根据治疗效果可分为维生素 B_{12} 治疗有效和无效两种。这些患儿的临床表现多有呕吐、脱水、嗜睡、智力低下、体格发育滞后。患儿抵抗力低下，常易患各种感染性疾病，而感染往往诱发酸中毒。

治疗从两方面着手，第一是饮食治疗，低蛋白饮食；第二对于有效类型，即对维生素 B_{12} 依赖型，每日注射维生素 B_{12}，剂量视个体情况而有所不同，但须长期应用，需经儿科大夫诊治。

二十八、半乳糖血症的表现和治疗

患儿的临床表现轻重不等，多在新生儿期起病，开始喂奶后，很快出现症状，如拒奶、呕吐、黄疸、体重不增、低血糖、肝脾大、嗜睡、惊厥等，白内障为本病的突出症状。婴儿期表现为智力低下、语言及运动发育迟缓。

一旦确诊此病，目前比较有效的治疗方法是，立即从婴幼儿饮食中去除半乳糖，开始用豆奶喂养，而且年长后也严禁进食任何乳制品及含半乳糖食物，包括一些蔬菜和水果，如番茄、木瓜、西瓜、大枣、青椒等。饮食治疗要持续终身，即便如此，有时疗效尚不肯定，有待进一步研究。

二十九、黏多糖病的分型

黏多糖病是一种较常见的遗传代谢病。由于黏多糖堆积在脑、骨骼、肝、脾、肾、动脉、角膜、心脏和关节等部位，导致这些部位的功能障碍。这些患儿常见的临床症状除智力发育障碍外，还有个矮，生长发育缓慢（图 4-4-14）。

三十、黏多糖病的表现和诊断

黏多糖病的临床表现因其类型而异，一般具有以下表现：智力低下、个子矮、面容粗糙、（例如黏多糖病 IH 型患者头大、前后径长、前额突出、鼻梁低平、鼻孔宽大、嘴大、唇厚、舌大）、骨骼畸形、角膜浑浊、爪形手、疝等。各型表现的症状轻重不一。

黏多糖病的诊断依靠临床表现、体格检查、X 线摄片检查骨骼改变，尿甲苯胺蓝试验，尿黏多糖电泳及酶活性测定等（图 4-4-15）。

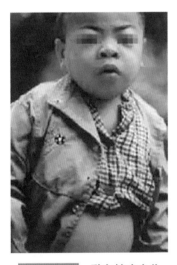

图 4-4-14　黏多糖病患儿

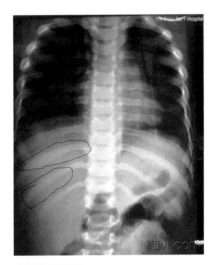

图 4-4-15　黏多糖病患者 X 线片

三十一、黏多糖病 IH 型的表现和诊断

黏多糖病 IH 型又称郝勒（Hurler）综合征，是本组疾病中最为严重的一型。患儿大多数在十几岁时因病情进行性加重而夭折。这些孩子除了身材矮小外，多出生时正常，1 岁时发现智力轻度落后，肝脾大，胸椎后突。患儿 1 岁以后面容开始变粗糙，胸腔圆小，上端发育不良，形成驼背，头大像船一样，脖子短，舟状头，前额突出，鼻梁低平，鼻孔宽大，嘴大，唇厚，舌大。1 岁左右角膜混浊，2 岁后病情发展更为迅速，关节屈曲，僵硬，手指呈爪形，多有脐疝、腹股沟疝。

三十二、黏多糖病 IS 型的表现和诊断

黏多糖病 IS 型又称夏伊（Scheie）综合征。本病患者体格较胖，面容轻度粗糙，下颌前突，鼻梁宽，角膜浑浊，视网膜退行性变，视力、听力减退。颈短，主动脉瓣病变可产生心脏杂音，肝脾大，腹股沟疝，智力正常。手指脚趾宽而短，手指直伸弯曲不能，呈爪形，关节僵硬，肋骨宽。尿中也排出硫酸皮质素。

三十三、黏多糖病 II 型的表现和诊断

黏多糖病 II 型又称为亨特尔（Hunter）综合征，以 X 连锁隐性方式遗传。

患者身材矮小，面容粗糙，头大，无角膜浑浊，鼻梁宽，唇厚；牙间隙宽，耳聋，心脏扩大，心力衰竭；腹部膨隆，肝脾增大，腹股沟疝，脐疝，毛发浓密，不同程度的智力落后；关节活动受限，弯曲，手指短而宽，鸡胸，膝内翻。男孩患该病的临床表现与 I 型相似，只是背不驼，无角膜浑浊。在 10 岁以后大半出现受惊吓后病情加重，严重的在少年时就夭折。

三十四、黏多糖病 IV 型的特点和诊断

黏多糖病 IV 型又称莫尔基奥（Morquio）综合征。临床上主要表现为短躯干矮小。患者面容正常，有角膜浑浊，颈短，鸡胸，胸椎椎体扁平，椎间盘狭窄，使胸部脊柱呈竹节状。因而躯干缩短，四肢较长。患者智力正常，齿状突发育不良，可造成寰椎和枢椎脱位，脊柱受压，造成猝死。此外，患者常有腰椎前突，X 形腿等。尿检可发现其排出硫酸角质素及硫酸软骨素。

三十五、糖原贮积症的发病原因和分型

糖原贮积症是一组因酶缺陷造成糖原分解或合成过程障碍，导致机体代谢紊乱的遗传代谢病。患者在空腹时糖原不分解，造成低血糖，继发高血脂，代谢性酸中毒，高碳酸血症，高尿酸血症，严重的代谢紊乱致使患者生长发育障碍。由于糖原在细胞内堆积，影响器官功能。

根据受累器官部位，临床表现分为肝型、心型及肌型三类。如根据酶的缺陷又分为 10 型，其中以糖原贮积症 I 型为常见。

三十六、糖原贮积症的表现

糖原贮积症累及部位不同而有不同的临床表现。肝型患者主要表现为，肝大，代谢紊乱，生长发育障碍。心型主要表现为，心脏扩大，心功能不全，全身肌无力。肌型主要表现为，肌肉轻度活动时出现疼痛，无力。

糖原贮积症中以 I 型最为常见，而且这一型有严重的营养发育障碍，因此仅介绍 I 型。I 型又称冯-吉尔克病（Von Gierke 病），患者表现为体格矮小，发育不良，肝极度增大，脾一般不大。由于肝大，致腹部膨隆，引起注意。由于血脂增高，脂肪常堆集于两颊，形成"娃娃脸"。胸、臀、四肢常见脂肪堆积，肘、膝、臀、髋等部位有时可见黄色瘤（图 4-4-16）。

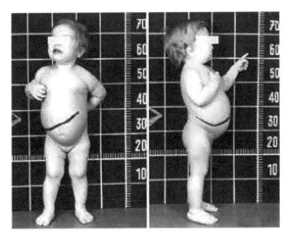

图 4-4-16 糖原贮积症

三十七、糖原贮积症的特异性诊断试验

1. 胰高血糖素试验

空腹 4~6 h 后，胰高血糖素按 100 μg/kg 体重计算，肌注，人工合成肾上腺素 30 μg/kg 体重（0.03 ml/kg 体重，1∶1000 稀释）皮下注射，每 15 min 测量血糖一次，共 2 h。在观察过程中患者血糖往往稍有下降或不变，也许略有上升，30 min 内上升程度不超过原有水平的 50%；而乳酸在 30~60 min 内迅速、明显上升。在试验过程中如患者出现心动过速、换气过度，应立即服用葡萄糖水并口服碳酸氢钠。

2. 酶活性测定

肝肾组织葡萄糖 -6- 磷酸酶活性测定，患者酶活性在正常值 10% 以下。

三十八、糖原贮积症的治疗

糖原贮积症 I 型可按以下原则治疗：一天 24 h 内宜均匀进食，每 3~4 小时一次，避免热量过高，以防止转化为糖原和乳酸。

三十九、黏脂贮积症的表现和类型

黏脂贮积症患者兼有脂质贮积症及黏多糖贮积症的临床表现。本病分以下两型：黏脂贮积症 I 型和黏脂贮积症 II 型。

黏脂贮积症 I 型（muolipidosis type I，ML- I ），出生后 1 岁以内即有多发性骨发育不良，中度智力低下，肝脾大，角膜浑浊，眼底樱桃红斑，抽搐，症状类似 Hurler 综合征，但尿中无黏多糖排出。

黏脂贮积症 II 型亦称 I - 细胞病（ML- II，I-cel），出生后不久即出现症状，表现类似 Hurler 综合征及 GM1 神经节苷脂贮积症。患者有先天性髋关节脱位，腹股沟疝，牙龈肥厚，肩关节活动受限，全身肌张力降低，皮肤厚而紧，肝大。面容粗陋随年龄增大日趋明显，智能落后进行性加重。长骨、椎体、骨盆、手、肋骨、胫骨均有多发性骨发育不良的表现。患者一般于 2~8 岁死于肺炎或充血性心力衰竭（图 4-4-17）。

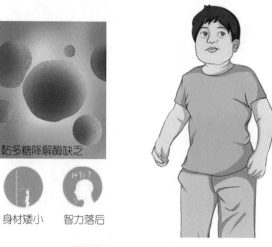

图 4-4-17　黏脂贮积症

四十、染色体和染色体病

染色体是位于细胞核内具有遗传特性的物质。正常人的染色体有 46 条，包括 22 对常染色体和一对性染色体。男性和女性的常染色体相同，但性染色体不同，男性为 XY，女性为 XX。如果染色体的数目增加或减少，或者在结构上发生变化，如缺失、易位、重复等，即能导致疾病产生，这种疾病称为染色体病。

染色体病患者绝大多数有外表的改变，如生长发育障碍、智力低下，面容特殊并伴有多种畸形（图 4-4-18）。

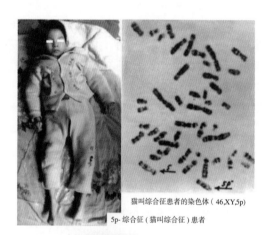

猫叫综合征患者的染色体（46,XY,5p）

5p- 综合征（猫叫综合征）患者

图 4-4-18　染色体病

四十一、18- 三体综合征的特点

本病又称爱德华综合征（Edwards 综合征）。患者全部细胞或大部分细胞的 18 号染色体为三体型（正常应为 2 个，患者 3 个）。患者寿命很短，30% 在出生后 1 个月内死亡，50% 在出生后 2 个月内死亡，10% 可活到 1 岁，但有严重智力障碍。

患儿的特征为枕部后突，前额窄小，小头，前囟宽，耳低位伴畸形，眼裂短，下颌小，内眦赘皮，眼睑下垂，唇裂或伴腭裂。颈短，颈部皮肤过剩，腹股沟疝或脐疝，胆道闭锁。隐睾，大阴唇发育不良，马蹄肾或异位肾，双尿道，肾积水及多囊肾。患者智力低下，抽搐，肌张力高，脑积水，脑脊膜膨出，小脑发育不良，胼胝体缺陷，手紧握，畸形足，胸骨短，髋关节脱位。指甲发育不良，猿纹、皮纹异常（图 4-4-19）。

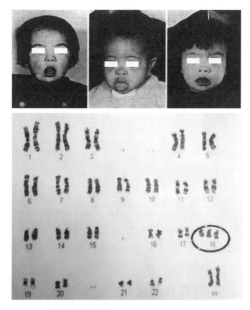

图 4-4-19　18- 三体综合征

四十二、21- 三体综合征（唐氏综合征、先天愚型）的特点

本病患者比正常人多 1 个 21 号染色体，具有三个 21 号染色体，因此而命名，是最常见的染色体病。

患儿有特殊的外貌，容易诊断。所有患儿都有智力低下，一般为中度或重度。如果是嵌合型，智力低下较轻，这是因患者还有一部分正常细胞之故。患儿性格都较温顺，体格发育滞迟，个子矮小，短头，枕部平坦，前囟闭合晚，面容平坦，外眼角上斜，鼻梁低平，内眦赘皮，虹膜有斑点，舌常伸出口外，颈短，颈部皮肤过多，出现皱褶，患儿常伴先天性心脏病，肌张力低，掌骨和指骨较短，小指中节指骨发育不良，呈 2 节，小指弯曲，通贯手（图 4-4-20 ）。

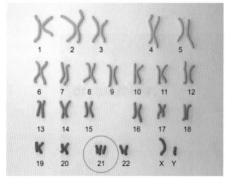

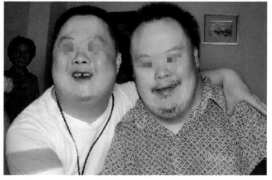

图 4-4-20　21- 三体综合征

四十三、22- 三体综合征的特点

本病因染色体不分离所致，患者表现为生长发育落后，小头，眼外角向上，眼距宽，斜视，鼻梁宽，人中长，腭裂，小下颌，耳位低、畸形。各种类型的心脏病，肛门闭锁，耳前赘片或窦道。全身肌张力低下，智力低下，指趾细长，拇指与手指相似，先天性髋关节脱位，肘外翻，副肋。阴茎小，隐睾。为预防患儿出生，可于孕期取羊水细胞做染色体检查。

四十四、布卢姆（Bloom）综合征的特点

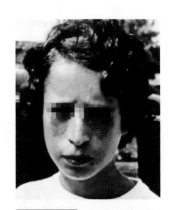

患儿出生时体格小，以后一直矮小，小头，颧骨发育不良，鼻子小，面部毛细血管扩张，呈蝴蝶斑。还有其他的皮肤问题，如皮肤萎缩，鱼鳞癣，多毛及牛奶咖啡斑等。智力正常，个子矮小。本病为常染色体隐性遗传病。患者易患恶性肿瘤，多数死于白血病或恶性实质性肿瘤（图 4-4-21）。

图 4-4-21　Bloom 综合征

四十五、德朗热（De Lange）综合征的特点

患儿出生时即体格矮小，发育不良，小头，短头，睫毛长，连眉，鼻子小，鼻孔向上，人中突出，嘴唇薄，口角向下，小下颌，耳位低，耳朵小，颈短，可能伴有先天性心脏病。全身皮肤多毛，大理石样花纹，智力一般为中等低下。本病一般为散发（图 4-4-22）。

四十六、杜博维兹（Dubowitz）综合征的特点

出生时及以后一直矮小，小头，前额突出，毛发稀少，眶上缘平坦，鼻梁宽，眼睑下垂，耳位低，小下颌，尿道下裂，隐睾，婴儿期面部、四肢常有湿疹。患儿轻度智力低下，多动。本病为常染色体隐性遗传（图 4-4-23）。

四十七、鲁宾斯坦 – 泰比（Rubinstein-Taybi）综合征的特点

本病也称宽拇指巨趾综合征。患儿个子矮小，婴儿期喂养困难，小头，前额突出，前囟大，眼角向下，眼睑下垂，白内障，斜视，耳位低，鼻梁宽，鼻子尖，鼻中隔较鼻

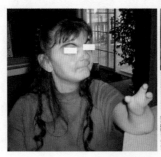
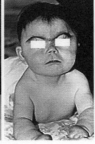
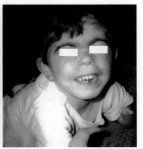

图 4-4-22　De Lange 综合征

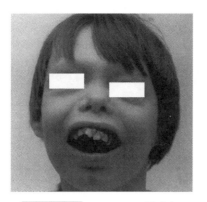

图 4-4-23　Dubowitz 综合征

翼长，可伴有各种先天性心脏病，不同程度的智力低下，最突出的表现为宽大的拇指与脚趾或有多指，第 5 指弯曲。本病为散发（图 4-4-24、图 4-4-25 ）。

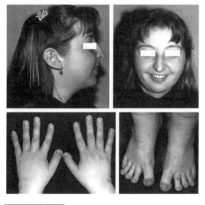

图 4-4-24　Rubinstein-Taybi 综合征

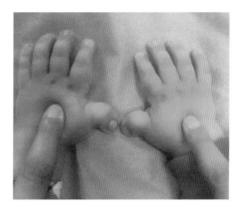

图 4-4-25　Rubinstein-Taybi 综合征患儿手指

四十八、Laurence-Moon-Biedl 综合征的特点

又称巴 - 比综合征（ Bardet-Biedl 综合征 ）。主要表现为肥胖，视网膜色素变性，多指，智力低下，外生殖器发育不良，身材可高可矮。

患者圆脸，眼部异常，颈部偶见颈蹼。各型先天性心脏病、肾发育不良、尿道下裂、隐睾、皮肤多毛。患者常有六指畸形，智力低下程度不等，小脑脊髓共济失调，抽搐，颅神经瘫痪以及尿崩症，肛门闭锁，唇裂，腭裂等（图 4-4-26 ）。

四十九、拉赛尔 - 西尔弗综合征（ Russell-Silver 综合征 ）的特点

出生时即小，以后一直矮小。颜面与头相比相对较小，前囟大，三角脸，唇薄，口角向下，皮肤有牛奶咖啡斑，肢体两侧明显大小不对称，为本病主要特征，第五指弯曲，骨龄延迟。本病一般为散发。智力一般正常（图 4-4-27 ）。

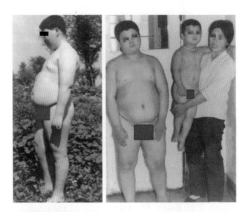

图 4-4-26   Laurence-Moon-Biedl 综合征

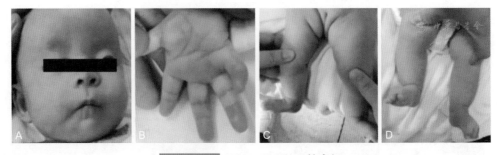

图 4-4-27   Russell-Silver 综合征

五十、Prader–Willi 综合征的特点

患者身材矮小，青春期更加明显。胎儿在妊娠后期胎动减少，常见臀位产，出生时体重低。此外还表现为：圆脸，小头，杏眼，双颞径窄，斜视，牙小，牙冠缺损。在婴儿期常有喂养困难，此后食欲增进，经常寻找食物，故而肥胖。性腺发育不良，阴茎小，阴囊发育不良，女性阴唇小，原发闭经或月经来潮延迟。婴儿期肌张力低下，智力低下。脊柱侧弯，手足相对较小。染色体做高分辨染色检查个别患者可见到 15 号染色体长臂有缺失（图 4-4-28）。

五十一、脑眼肾综合征的特点

患者主要表现为肾性佝偻病、白内障、肾小管功能障碍、智力低下，弥漫性脑电图异常。肾小管功能不良，氨分泌减少，高氯酸中毒，磷酸盐尿，使血磷酸盐减低，全氨基酸尿，蛋白尿。中度至重度骨质疏松及佝偻病，肌张力减退，关节活动过度。

五十二、塞克尔综合征的的特点

本病的重要特征为严重的矮小，小头，鼻梁高。患儿出生时体格小，有智力低下，颅缝闭合早。面部发育不良，鼻子高、突出，耳低位或畸形、缺乏耳垂。第 5 指弯曲，通贯手，髋关节脱位，第 1、2 趾间距宽，男性有隐睾。本病可能为常染色体隐性遗传。

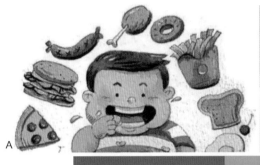
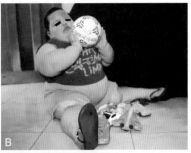
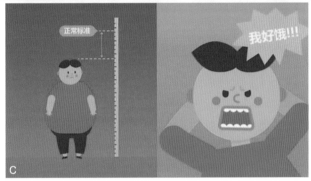

图 4-4-28 Prader-Willi 综合征

五十三、骨畸形综合征也可以引起身材矮小

常见的身材矮小的骨畸形综合征如下：

1. 骨软骨发育异常

①软骨发育不全；②软骨发育低下；③假性软骨发育不全；④先天性脊柱骨骺发育不全；⑤X-连锁脊柱骨骺发育不全；⑥颅骨锁骨发育不全；⑦成骨发育不全。

2. 骨代谢异常

①低血磷抗维生素 D 性佝偻病；②黏多糖贮积症。

五十四、身材矮小的骨畸形综合征的异常表现及检查

①肢体比例不匀称，短肢性侏儒或短躯干侏儒；②头部外形，头围测量；③胸部畸形，胸围测量；④身高，指距，上部量，上部量 / 下部量；⑤短肢侏儒的特征是患者在直立状态时手臂下垂中指不能到达大腿中部；⑥X 线检查头颅正侧位，胸腰椎正侧位，长骨，骨盆正位，必要时胸部正位及手的正位；⑦其他实验室检查如血钙磷测定、尿黏多糖电泳等。

五十五、软骨发育不良症的特点

一般表现为短肢性侏儒，成年期身高平均为 132 cm（男性）及 123 cm（女性）。头大，脑积水，前额突出，鼻梁宽，鼻子短，鼻孔朝上，牙齿拥挤，复发性中耳炎，腹部膨隆，智力正常。短肢侏儒并且近侧端短较远侧端明显，手短而宽，手指伸直时不能并拢，称为叉状手，下肢弯曲，肘关节活动受限，腰椎前突，骨盆倾斜，步态特殊（图 4-4-29）。

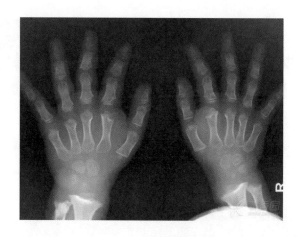

疾病名称	致死性发育不良 （thanatophoric dysplasia）	软骨发育不全 （achondroplasia）	软骨发育不良 （hypochondroplasia）
遗传模式	常染色体显性遗传	常染色体显性遗传	常染色体显性遗传
发病率	1∶50 000~1∶20 000	5∶100 000~15∶100 000	1∶15 000~1∶40 000
临床表现	严重的四肢短小伴大头畸形、窄胸、短肋骨和股骨弯曲，一般在宫内就能通过超声发现明显异常，患病胎儿绝大部分不能正常出生或在出生后很快就死亡	患者除了头大或伴有面中部发育不全的特征性面容、四肢短小外，常有渐进性椎管狭窄引起颅内高压从而导致中枢神经系统疾病以及一些呼吸系统疾病	同为短肢侏儒症的表现，但相对较轻，成年男性身高在 138~165 cm，女性在128~151 cm
致病原因	99% 以上是由于 *FGFR3* 基因的 c.742C＞T(p.Arg248Cys) 新发突变致病	其中 98% 是 *FGFR3* 基因的 c.l138G＞A(p.Gly380Arg) 的变异，1% 是 c.1138G＞C(p.Gly380Arg) 的变异，以上两者可覆盖该疾病 99% 的致病原因	约 70% 的软骨发育不良患者是由 *FGFR3* 基因致病变异导致的，主要是 c.1620C＞A(p.Asn540Lys) 和 c.1620C＞G(p.Asn540Lys)

图 4-4-29　**软骨发育不良症**

五十六、假性软骨发育不良症的特点

假性软骨发育不良症属于短肢性侏儒，患儿出生后第二年开始发育延缓，成人期高度为 82~130 cm。智力正常。骨骼有以下特点：骨骺小，不规则，干骺端呈蘑菇样改变，椎体扁平或伴有鸟嘴样突起，头颅面容正常，骨干短、弯曲，下肢显著，椎体不同程度的扁平，前缘呈舌状，椎弓根短，腰椎前凸，驼背，脊柱侧凸，大关节除肘以外活动过度，智力正常。

五十七、先天性脊柱骨骺发育不良的特点

短躯干，骨骺钙化延迟，近视。孩子在出生前即开始发育迟缓，最后高度为94~132 cm。有不同程度的面容扁平，颧骨发育不良，腭裂。还有近视、视网膜剥离。脊柱短，包括颈部、脊柱后侧突，腰椎前突，桶状胸、鸡胸（图 4-4-30）。四肢的骨骺钙化延迟，并有扁平倾向，出生时无耻骨、距骨、跟骨或膝的骨化中心，髋内翻，肘、膝关节活动度减少。肌肉软弱，易疲乏，腹肌发育不良。

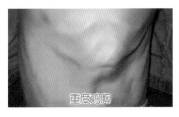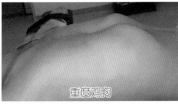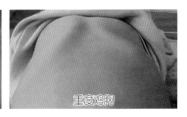

图 4-4-30　先天性脊柱骨骺发育不良

五十八、X 连锁脊柱骨骺发育不良的特点

本病属短躯干性侏儒症。儿童期出现椎体扁平，髂翼小，股骨颈短，5~10 岁发病，生长缓慢。脊柱的椎体扁平，形成短躯干。胸椎后突，轻度侧弯，颈短。骨盆髂翼小。股骨颈短，骨骺轻度不规则，股骨头变平。可能发生髋关节疼痛、强直、背疼。40 岁出现，60 岁致残。为 X 连锁隐性，患者多半为男性（图 4-4-31）。

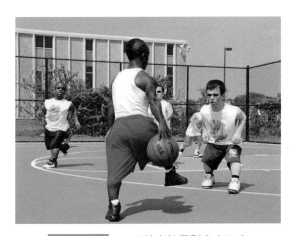

图 4-4-31　X 连锁脊柱骨骺发育不良

五十九、颅锁骨发育不良的特点

主要表现为，锁骨缺损，颅缝闭合迟，萌牙延迟，身材轻度至中度矮小。短头、额骨、顶骨及枕骨隆起，前囟闭合迟，骨缝钙化延迟；鼻窦发育迟或不全，蝶骨小，鼻梁低，腭弓高而窄。萌牙迟，特别是恒牙，常有牙根畸形。锁骨完全或部分缺失，伴肌肉缺损；胸廓小，伴小而斜的肋骨。手畸形包括：第二掌骨变长，第二及第五中间指骨变短，远端指骨呈锥形，变短，儿童期指骨骨骺呈锥形，腕部骨化延迟。此外还有耻骨骨化延迟，耻骨联合增宽，骨盆狭窄，股骨增宽，股骨颈短或伴有髋内翻。

第五章　矮小症的辅助检查

一、矮小儿童就诊流程（图5-1）

当孩子的身高和同龄的孩子比，显得矮小时，家长想找医生咨询时，常不知道到哪个医院？找哪个医生？这里给家长们一些建议。

1. 医院的选择。矮小儿童就诊建议选择三级甲等以上的医院（简称三甲），最好有单独的小儿内分泌科，以便为孩子进行系统的内分泌检查。

2. 科室的选择，就是应该挂哪个科的号？矮小儿童需要到小儿内分泌科就诊，如果医院没有小儿内分泌科，也可以到儿童保健科。

3. 医生要判断孩子是否需要进一步的检查，往往会问到一些问题，需要家长做好准备：①孕期及出生时的情况：包括母亲的妊娠健康情况；婴儿出生时情况，是否难产、窒息以及采用何种分娩方式，出生时孩子的身高和体重等；②发现孩子矮小的时间；每年身高增长速度，近一年身高的变化；孩子的性别/年龄/身高/体重；测定身高时需脱去鞋子；③家族成员的身高和发育年龄，有无肿瘤、糖尿病、遗传病等家族病史；④孩子的智力发育情况，目前的第二性征发育情况；⑤以往就诊情况，有无慢性肝炎、肾疾病和哮喘病，以及相关检测结果等（要携带孩子的病历以及以往检查结果），是否用过影响生长发育药物，如泼尼松（强的松）、地塞米松等糖皮质激素等。

家长在就诊前做好以上准备，做到心中有数，就诊的过程就会更加流畅、顺利。

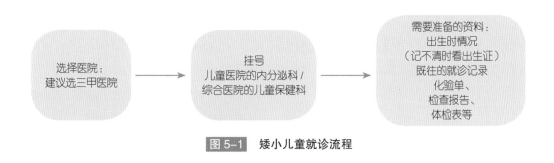

图5-1　矮小儿童就诊流程

二、矮小儿童就诊时需要做的检查

矮小儿童就诊时，医生会问什么问题？检查什么项目呢？

首先，医生会了解孩子的详细病史，进行体格检查，包括：测量身高、体重、上部量下部量比例，计算BMI值（图5-2）。开始发育的孩子还要看孩子的乳房（女孩）和生殖器官，判断有没有青春期启动的迹象。要查看头面部、躯干、四肢有无特殊体征，以及全身重要器官如心肝肺肾的检查，这些检查对判断导致矮小的原因都是十分重要的线索。

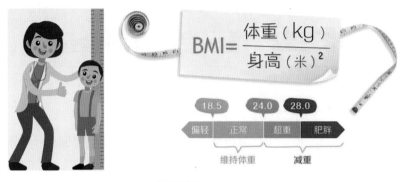

图 5-2   BMI 值

三、孩子生长速度的评估

矮小症孩子就诊时还要评估孩子的生长速度是否正常。这里介绍一下生长速度计算方法：测量间隔 3 个月以上的两次身高，记录下来；再用后一次减去前一次的身高，除以间隔的月数，乘以 12，这样就可以计算出孩子的生长速度。计算出生长速度之后，可以与该年龄段正常的生长速度进行比较。生后头三年孩子的生长速度非常快，孩子的个头第一年大概长 25 cm，第二年长 10 cm 左右，第三年能长 7~8 cm。在就诊前家长也可以按照以下公式计算一下孩子的生长速度，做到心中有数。

孩子的生长速度＝（第二次身高－第一次身高）÷ 间隔月数 × 12（间隔月数≥3 个）

四、矮小症孩子的化验检查

经过上述的病史、体格检查等均不能提供足够的线索时，还需要做一些化验的检查，来进一步查找矮小的病因，比如血、尿、便常规，肝、肾功能，甲状腺功能，胰岛素样生长因子 -1（IGF-1），血中的钙磷等电解质水平，了解孩子是否存在影响长个的慢性疾病或者内分泌疾病，还要拍摄腕部骨龄片和头颅的影像学检查等。我们知道导致矮小的原因很多，完善检查的目的就是搞清楚导致孩子矮小的原因，对症下药，除去限制孩子长个的"罪魁祸首"，明白了个中原委，家长们就不会觉得烦琐了。矮小儿童的常规检查见表 5-1。

五、骨龄 X 线片

人体骨骼的发育遵从着特定的规律，相对于人类的实际年龄来讲，更能反映人体发育的生物年龄，因此有了"骨龄"这一概念。骨龄的判断要靠拍摄骨骼 X 线片，通常是拍腕骨正位 X 线片（图 5-3），如果孩子是右利手，那么拍片子的时候要拍左手；如果孩子

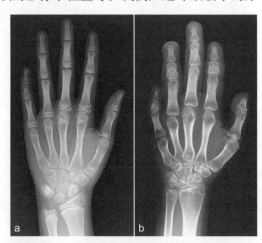

图 5-3   骨骺未闭合（a）和骨骺闭合（b）X 线片

表 5-1 矮小儿童常规检查的项目

项目	内容	提示
血常规、尿常规、便常规	白细胞、血红蛋白、血小板等、尿细胞学检查 /pH 值	血液系统疾病（如贫血），肾疾病
肝功能、乙肝两对半	ALT，AST，总蛋白 / 白蛋白	肝炎，严重营养不良
肾功能、电解质	血尿素氮、肌酐	慢性肾功能不全
甲状腺功能	T_3、T_4、TSH、FT_3、FT_4	FT_3/FT_4 降低提示甲状腺功能减退，FT_3/FT_4 正常，TSH 升高，提示亚临床甲减
血脂、血糖	三酰甘油、胆固醇，LDL/HDL，空腹血糖	代谢异常
骨龄	左手腕、掌、指骨正位 X 线片	骨龄与年龄的差距应在 ±1 岁之间，超前或落后过多均为异常
垂体	MRI（怀疑肿瘤时需强化）	垂体发育异常，肿瘤占位
生长激素激发试验	包括精氨酸激发试验、胰岛素激发试验、可乐定激发试验、左旋多巴激发试验，必选 2 项，其中前两项必选 1 项	GH 峰值在药物刺激试验过程中 <5 μg/L 即为生长激素完全缺乏，介于 5~10 μg/L 即为生长激素部分缺乏

是左利手，那就要拍右手，这样得到的结果会更准确。如果孩子到了一定年龄，还要拍其他的部分，比如四肢长骨、脚后跟、骨盆等，医生会根据需要进行选择。

　　骨龄片一般建议 6 个月拍 1 次就够了，一年最多 2 次，不宜太过频繁。判断骨龄有很多方法，目前常用的是图谱法，对照图谱，可以测算孩子的骨骼到底属于生长发育的什么阶段，可以及早了解儿童的生长发育潜力，有助于预测儿童的成年身高。这是一个非常重要的手段，当然计算过程比较烦琐。

　　拍了骨龄片以后就要对比一下骨龄和孩子的实际年龄是否符合。如果骨龄比实际年龄大，那就是骨龄提前了，这时要考虑有没有性早熟、甲状腺功能亢进、单纯性肥胖伴身材增长过快等情况，有时候可能还要考虑有没有卵巢或肾上腺的肿瘤。如果骨龄比实际年龄小，就是骨龄落后，则需要考虑孩子是否存在生长激素缺乏症、甲状腺功能减退等情况，有时候还要考虑有没有 Turner 综合征、软骨发育不全等遗传性疾病。另外，拍骨龄片，很关键的一条还要看孩子骨骺有没有闭合。一旦骨骺闭合，孩子就没办法再长个儿了。

六、矮小孩子的特殊检查

　　引起矮小的原因很多，必须通过详细检查找到病因才能做出准确的诊断和治疗。除了上述的常规实验室检查和骨龄片以外，一些矮小的儿童还需要做一些特殊检查来完成进一步的诊治，如生长激素激发试验，染色体核型分析，胰岛素样生长因子 -1 水平测定，头颅 MRI，血 ACTH、血糖、皮质醇、性激素的测定等。那何时需要做进一步的特殊检查呢？

　　实际操作中，根据孩子的身高和生长速度，是否需要做特殊检查，可有以下两种考虑：

1.暂时不做进一步特殊检查：儿童一般状况好，智力正常，身高稍高于或略低于正常标准的最低值（第3百分位值），生长速度大致正常，并有以下情况者：有条件定期（3~6个月）来门诊复查；孩子的父母也比较矮或青春期发育比较晚；儿童的年龄不太大（如8~10岁以下）而家长又不急切要求做进一步检查，可以暂时观察半年至一年，看其身高增长的情况再做决定。

2.需要做进一步特殊检查：身高低于正常参考值-2SD（或低于第3百分位值）；骨龄低于实际年龄2岁以上者；身高增长率在第25百分位值（按骨龄计）以下者：2岁以下每年身高增长<7 cm，4.5岁至青春期开始每年身高增长<5 cm，青春期每年身高增长<6 cm；临床有内分泌紊乱症状或畸形综合征表现者；其他原因需进行垂体功能检查者。对于来自外地，就诊不易，不便于定期观察身高，居住地区医疗条件差无法做特殊检查的患儿，可以放宽检查条件，即使其身高比第3百分位值稍高，如果家长同意，也可做进一步的特殊检查。

七、生长激素筛查试验

生长激素筛查试验，是指通过简单的方法检查生长激素水平，从而在人群中筛选出可疑生长激素缺乏的患者。生长激素检查结果正常可排除生长激素缺乏症，如果低于正常，则不能确定此病，应进一步做生长激素药物刺激试验以明确诊断。

运动试验是常用的筛查试验，要求被试验儿童空腹，在运动前取血一次，然后快速上下楼梯跑持续5 min，使心率达每分150次以上。如果跑完后心率不到150次，还要再跑直到心率达到上述指标，然后正常步行10 min后，再取血检查生长激素。如果两次生长激素测定值中，有一次等于或大于10 μg/L，可以排除垂体性侏儒。如果低于10 μg/L，尚不能诊断为生长激素缺乏，尚需要进一步做生长激素药物刺激试验（图5-4）。

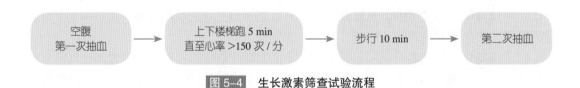

图 5-4　生长激素筛查试验流程

八、测定生长激素的采血次数

在门诊经常可以看到患者进行单次测定血清的生长激素水平，以期能明确诊断并指导治疗，可是生长激素检查只靠清晨一次取血测定是没有意义的。因为垂体性矮小症和正常儿童生长激素基础值没有差别，正常儿童清晨取血查出的生长激素也可能是低的，所以不能凭一次生长激素的测定值低就诊断为生长激素缺乏症。

因紧张、活动等因素致血清生长激素空腹值升高则可以协助排除生长激素缺乏症的诊断。

这是因为血中生长激素浓度是在变化的，它是一阵阵脉冲式分泌的，每天有5~9个分泌高峰，这些分泌高峰大多是在睡眠时出现。生长激素分泌也和运动、摄取食物等刺激有关。运动后可出现分泌高峰，疼痛刺激、饥饿和低血糖以及某些药物均可刺激垂体分泌生长激素。所以，评价生长激素水平需要用一些兴奋试验，或者叫激发试验。

九、生长激素激发试验

生长激素激发试验，是生长激素缺乏症的诊断试验。人生长激素的分泌是呈阵发性的，分泌高峰通常发生在睡后一小时，而白天生长激素分泌很少，因此，随机时刻抽取血液检查生长激素难以确诊。传统诊断方法是应用一些能刺激生长激素分泌的药物，然后采血测定生长激素。而由于个体对药物反应存在差异，通常认为根据一种药物进行一次试验所得诊断不可靠，通常要用两种药物、两次实验结果才能诊断。药物刺激试验就是生长激素缺乏的诊断试验。常用的刺激试验药物有左旋多巴、胰岛素、可乐定、精氨酸等（表 5-2、图 5-5）。

表 5-2　生长激素激发试验

应用药物	剂量	采血时间	检查项目
胰岛素	0.075 U/kg，静脉注射	清晨空腹状态，先平卧半小时，取静脉血一次。用药后 15 min、30 min、60 min、90 min 和 120 min 各取血一次	生长激素、血糖、皮质醇
左旋多巴	10 mg/kg（不超过 500 mg），1 次口服	清晨空腹状态，先平卧半小时，取静脉血一次。用药后 30 min、60 min、90 min 和 120 min 各取血一次	生长激素
可乐定	4 μg/kg，1 次口服	清晨空腹状态，先平卧半小时，取静脉血一次。用药后 30 min、60 min、90 min 和 120 min 各取血一次	生长激素
精氨酸	0.5 g/kg（不超过 30 g）用注射用水配成 5%~10% 溶液，30 min 静脉滴注完	清晨空腹状态，先平卧半小时，取静脉血一次。用药后 30 min、60 min、90 min 和 120 min 各取血一次	生长激素

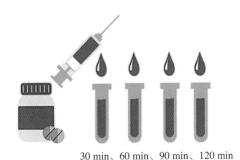

30 min、60 min、90 min、120 min

图 5-5　生长激素激发试验

注：共抽血 5~6 次（胰岛素激发试验加用药后 15 min 抽血）。

十、生长激素激发试验的不良反应

在临床诊疗过程中，我们会首选安全性好、疗效佳的药物，当有些药物的不良反应不可避免时，需要提前做好准备。受试者从晚 12 点起禁食、禁水。幼童在试验前一日睡前应加餐一次。对不明原因的癫痫或正在接受抗癫痫治疗的患者不能接受此实验。在进行生长激素激发试验时需要选择几种药物，这几种常用药有一些常见的不良反应。

左旋多巴：有少数小儿在服左旋多巴后有恶心、呕吐反应，一般 1~3 h 后消失。

可乐定：部分患儿服药后可有发困、嗜睡表现，少数可有恶心、呕吐，2~4 h 后可消失。文献报道使用可乐定后患儿可能有体位性低血压，需避免猛然坐起站立。

胰岛素：部分患儿在注射胰岛素后可以引发症状性低血糖，表现如出汗、颤抖、烦躁、紧张不安、恶心和呕吐，接着意识模糊、嗜睡，甚至出现低血糖惊厥。如出现上述情况，立即按每公斤体重 1~2 ml 10% 葡萄糖的剂量静脉推注；如发生惊厥，按每公斤体重 4 ml 10% 葡萄糖的剂量一次推注，症状即可缓解，然后口服葡萄糖水或缓慢静脉点滴 10% 葡萄糖液，持续到 1~2 h。以上情况虽然少见，但进行胰岛素低血糖生长激素兴奋试验时必须有医务人员在场监护，以免发生意外。胰岛素低血糖生长激素兴奋试验对于有高热惊厥和癫痫史的患儿是禁用的。

精氨酸：不良反应相对较少，有惊厥史的患儿，不宜用胰岛素低血糖试验者，可采用这一方法，但严重肝、肾疾病或糖尿病伴酸中毒时应慎用精氨酸。

为了保证安全，生长激素激发试验需要住院完成。

十一、生长激素激发试验的结果解读

前面提到过，生长激素激发试验是生长激素缺乏症的诊断试验，是重要且不可缺少的诊断方法。每个激发试验有 5 个或 6 个生长激素测定值，一般最高值是在药物激发后 60~90 min 出现，这个最高值又叫峰值。激发试验通常需要用两种药物进行两次试验，也就是有 10 个或 11 个生长激素的测定结果。若有任意一次试验结果 >10 μg/L，就可以排除生长激素缺乏症。若两次激发试验峰值均在 5~10 μg/L 之间，则可以诊断为部分性生长激素缺乏，两次激发试验生长激素峰值均 <5 μg/L 时，则可诊断为完全性生长激素缺乏。无论是部分性生长激素缺乏还是完全性生长激素缺乏都是不正常的，需要临床干预（图 5-6）。

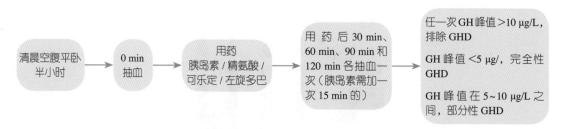

图 5-6　生长激素激发试验流程

注：GH 为生长激素；GHD 为生长激素缺乏症。

十二、生长激素激发试验需要做几次

做一次完整的生长激素激发试验，要采血 10 余次，检查价格也比较贵，那么这个结果在多长时间内有效呢？过一段时间还需要复查吗？其实这应该根据患儿具体情况来决定。对于生长激素缺乏症的患儿，诊断时至少要做两种药物刺激试验，如果已经确诊为生长激素缺乏症，说明垂体分泌生长激素很少，这种情况通常不会自行改变，过几年后再做，往往还是低的。因此，临床上如遇到通过生长激素激发试验确诊的垂体性矮小症患儿，即使诊断时为 3~6 岁，但由于经济问题或其他原因 4~5 年后才准备开始治疗的孩子，也通常不需要复查，可直接开始使用生长激素治疗，且治疗效果往往很好，生长速度可达到 10 厘米/年以上，这也同时证明了过去诊断的正确。而对于生长激素激发试验结果正常，已排除垂体矮小症的患儿，以后虽然仍旧生长缓慢，也没有必要再做这种试验了，进一步努力的方向应该是寻找引起生长缓慢的其他原因。复查会给患儿和家长带来不必要的痛苦和经济负担。家长也应保留生长激素诊断试验的结果，复诊时作为诊疗的依据。

不过也有一些例外情况，临床上我们可以发现有些明确诊断为生长激素缺乏症患儿，在青春期或者成年后，再进行生长激素兴奋试验有可能出现与既往结果不同，生长激素的峰值可以达到 10 µg/L 以上。另外对于有些体质性生长发育延迟的孩子，在青春期前生长激素刺激试验结果偏低，其试验结果类似生长激素部分缺乏，但到了青春期再重复此试验，生长激素结果正常。这可能与这些儿童在青春期生长激素升高有关。另外，脑外伤和动脉瘤性蛛网膜下腔出血可导致暂时性生长激素缺乏，应在 12 个月以后进行生长激素分泌状态检测。

因此，是否要重复进行生长激素兴奋试验需要结合临床的实际情况来决定，不能一概而论。

十三、关于 IGF-1 与和 IGFBP-3

IGF-1 是胰岛素样生长因子 -1 的缩写，是生长激素（GH）刺激靶细胞产生的一种多肽，大部分是在肝合成的。IGF-1 在外周血中与一种叫做胰岛素样生长因子结合蛋白（IGFBPs）的物质结合，特别是 IGFBP-3，然后再输送到周围组织中发挥作用。GH-IGF 轴是调控人体生长的重要内分泌系统，GH 在体内通过 IGF-1 介导发挥促进骨骼生长的作用，IGF-1 的产生也依赖于 GH。通俗点说，IGF-1 就像 GH 派出的信使，它乘坐了一个叫 IGFBP-3 的马车到达组织中指挥骨骼生长。由于 GH 是脉冲式释放，昼夜波动较大，随机单次抽血测得 GH 往往无诊断价值。而 IGF-1 和 IGFBP-3 无明显脉冲式分泌和昼夜节律，在血液中的浓度相对稳定，可以反映健康儿童 GH 的内分泌情况，能较好地反映内源性 GH 的分泌状态，所以一度被认为是 GHD 的筛查指标。因此，在矮小症的就诊过程中，以及用生长激素治疗矮小症的过程中，都经常会检测这两个指标。

IGF-1 降低，可考虑生长激素缺乏症（GHD）可能，但 IGF-1 水平正常也不能完全除外 GHD。IGFBP3 水平降低对 3 岁以下的 GHD 儿童诊断有帮助，对 3 岁以上矮身材儿童无诊断意义。两者的血清浓度随年龄增长和发育进程而增高，也会受到性别、年龄、青春期、营养及遗传因素的影响，不同医院实验室的正常参考值可能会有差别。临床上常用血清 IGF-1 和 IGFBP-3 水平来协助诊断生长激素缺乏症，或对使用生长激素治疗的儿童进行用药的安全性监测和疗效评估（图 5-7）。

十四、垂体性矮小症需检查的项目

造成儿童身材矮小的病因非常多，临床医生要做出诊断和鉴别诊断，除了依赖于详细询问病史和体格检查，更多的还要依靠全面系统的实验室检查。怀疑垂体性矮小症的患

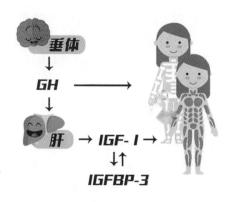

图 5-7   GH-IGF 轴

儿，除检查生长激素分泌功能外，还应检查血、尿常规，肝肾功能，血钾、钠、氯，血钙、磷和碱性磷酸酶等。从内分泌角度，矮小儿童应常规检查甲状腺功能（FT_3、FT_4、TSH）。因为垂体功能受损的患者除生长激素低下以外，可能有甲状腺功能低下，遇到这种情况，通常应先治疗甲状腺功能减低，等甲状腺功能恢复到正常后再同时用生长激素治疗。单用生长激素治疗，则其增高的疗效将大打折扣。那么，还应检查性腺功能和肾上腺功能吗？一般来说，垂体性矮小症患儿的青春期来得比较晚，性腺均未发育，性激素水平本来就很低，因此刚开始治疗时并不是必要检查项目。但垂体性矮小患儿往往可能合并继发性肾上腺皮质功能减低，需要引起重视。肾上腺皮质功能减低还可以表现为衰弱、无力、消瘦和呕吐等，但在 GHD 患儿中合并发生时，往往临床症状较隐匿，所以对 CHD 患儿而言，肾上腺功能一般作为常规检查，如有阳性发现，需积极对症处理。

十五、头颅 MRI 检查的意义

一般矮身材儿童就诊，均应进行颅部的磁共振成像（MRI）检查，以排除先天发育异常或肿瘤的可能性。儿童期突然出现生长发育停滞，通常是垂体或下丘脑病变所致，病因包括肿瘤、外伤、感染、血管性疾病等因素，尤其要警惕垂体部位肿瘤，肿瘤可以破坏产生和分泌生长激素的细胞，使生长激素分泌不足，生长停滞。例如颅咽管瘤，这种病变在出生时可能已存在，但肿瘤细胞长得比较慢，6~8 岁以前很少出现症状。肿瘤可以破坏垂体组织，侵蚀蝶鞍，在 X 线片上可以发现蝶鞍区有钙化，蝶鞍扩大，形状被破坏。在累及下丘脑的病变中，肿瘤、结核、弓形虫感染和血管瘤等，都可以导致生长激素分泌障碍（图 5-8 ）。

由于垂体明显损伤引起的生长激素缺乏症，早期患儿往往表现正常，在儿童期生长速度减慢或生长停滞。如果垂体完全被破坏，将出现多种激素缺乏的表现，如无力、畏寒、精神呆滞、少汗、性腺不发育、阴毛脱落、闭经，有低血糖和昏迷的倾向，还可出现多饮多尿的尿崩症症状。如果颅内病变是一个正在长大的肿瘤，可出现头痛、呕吐、视觉障碍、睡眠异常增多、学习成绩下降等。

另外，原发性 GHD 部分患儿可见腺垂体发育不全，垂体柄断裂，神经垂体信号异常和蝶鞍空洞等。颅脑外伤也可损伤下丘脑和垂体，造成生长激素产生不足。

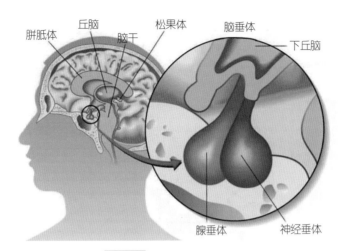

胖眠体 丘脑 松果体 脑垂体

脑干 下丘脑

腺垂体 神经垂体

图 5-8 脑垂体结构示意图

可见，完善头颅磁共振检查，可及时发现垂体占位性病变或形态学的异常，最终将影响临床的治疗决策及预后判断。

十六、甲状腺功能检查的意义

甲状腺功能减退症是导致儿童矮身材的重要病因，因此矮小儿童就诊时需要常规完善甲状腺功能检查。

甲状腺产生的激素是甲状腺素和三碘甲状腺原氨酸，甲状腺素含有四个碘原子，简称 T_4，三碘甲状腺原氨酸含有三个碘原子简称为 T_3。T_3 是起作用的激素，而 T_4 是供给 T_3 的原料。甲状腺受脑垂体的促甲状腺激素调节，促甲状腺激素简称 TSH。它又受下丘脑产生的促甲状腺激素释放激素（TRH）的调节。下丘脑 - 垂体 - 甲状腺之间有相互调节的作用，又称为下丘脑 - 垂体 - 甲状腺轴的调节作用（图 5-9）。甲状腺功能减退时，T_4 降低，T_3 常为正常，如果 T_3 也下降，则表示严重的甲状腺功能减退症或持续时间长的甲状腺功能减退症。如果病变在甲状腺，T_4 降低，反馈到垂体，为了代偿，垂体分泌更多的促甲状腺激素（TSH），因此 TSH 会升高。如果 T_4 降低，TSH 不升高，则病变可能发生在垂体或下丘脑。

十七、甲状腺功能减退症患儿的甲状腺功能监测

甲状腺功能减退症（简称甲减）患者治疗期间要定期复查甲状腺功能，复查间隔随年龄而不同。新生儿治疗后，最好每周复查 T_4 和 TSH，直到这两项指标正常后，每 3 个月复查一次。2 岁以后，至少每 6 个月复查一次。这两项指标中，TSH 更加敏感，如 TSH 升高，即使 T_4 未下降，也说明用药量不足。儿童期至少每年复查一次。复查时应仔细测身高，生长速度是衡量治疗效果的重要指标。一般在治疗 1~2 年内，身高和骨龄可以赶上同龄儿的正常水平。

家长定期找医生复查，对于确保获得良好效果至关重要，特别在 2 岁以内小儿尤其不能忽视，因为此年龄段是关系到患儿智力能否发育的关键时期。定期复查还能及时发现

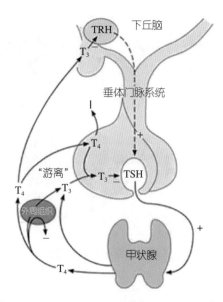

图 5-9   下丘脑 - 垂体 - 甲状腺轴调节甲状腺激素的分泌

治疗中的问题，如果药量没有减少，而 T_4 和 TSH 不正常，说明疗效不好，应考虑到所用药物有效成分不稳定，需及时更换，避免小儿智力发育障碍。为了保证患儿得到有效的治疗，必须按要求时间（一般治疗后 3 周）复查 T_4 和 TSH，观察是否恢复正常。如果仍然不正常，调整药量后，再服药一段时间，再复查直至完全恢复正常，然后按上述要求定期复查。

十八、复查甲状腺功能的注意事项

复查甲状腺功能前需要停药吗？有的家长认为口服药物会影响检查结果，在复查 T_4 和 TSH 时，应停服甲状腺素制剂才能准确，这是一种误解。甲减患者用甲状腺激素治疗，是一种替代疗法，替代体内甲状腺激素的不足，判断用药剂量是否适当正是依靠复查血中 T_4 和 TSH 作为依据。所以取血化验前，千万不能停药。如果停用了甲状腺素片，很可能甲状腺功能又回到治疗前水平，对身体造成危害。如果停药时间不长，使 T_4 和 TSH 水平出现波动，使医生很难据此做出治疗剂量是否合适的判断，失去了复查的意义，常需要再服药一段时间，重新复查，既花人力物力，又耽误治疗。

此外，检查 T_4 和 TSH，需空腹取血，当天早晨不要进食。如果是新生儿或者小婴儿等不能长时间禁食的小宝宝，这些宝宝往往需要 3 h 左右喂一次奶，那么抽血时间应尽量选择在吃奶前，并且与口服甲状腺素片的时间间隔在 4 h 以上。

第六章 矮小症的治疗

第一节 矮小症的西医治疗方法

一、矮小症的治疗原则

矮小症的治疗首先要明确病因，然后确定治疗原则。病因不同，治疗方法也不同。

1. 营养不足所致的矮小症，治疗措施包括：①婴幼儿期合理喂养；②儿童期全面均衡饮食；③培养良好的饮食习惯；④促进食欲。

2. 全身各系统疾病引起的生长缓慢者，治疗措施主要是积极治疗原发病，如脑瘫、癫痫、哮喘、呼吸道疾病、消化不良、腹泻等，原发病治愈后生长速度才能得以恢复，从而，实现"追赶生长"。

3. 家族性矮小和体质性生长发育迟缓的矮小儿童，是由遗传因素造成的，一般不需要特殊治疗。可以通过婴幼儿期改善生长环境，使生长潜能得以充分发挥。

4. 精神因素造成的生长延缓，应改善环境，使儿童得到精神上的安慰和生活上的照顾，消除阻碍生长的精神因素。

5. 诊断为先天遗传代谢性疾病或先天畸形综合征者，需要就诊小儿神经专业医生明确诊断，目前尚无有效治疗方法。

6. 甲状腺功能减退症、垂体性矮小症、特纳综合征、小于胎龄儿童和特发性矮小儿童的治疗见有关章节。

二、矮小儿童的综合治疗方案（图6-1-1）

明确诊断为矮小症后，除了针对病因治疗以外，如果符合生长激素的治疗适应证，可以开始生长激素治疗，但是，必须要在专业医生指导下给患儿一个综合性治疗方案。

1. 约2/3生长激素缺乏症（GHD）的患儿骨龄达到一定程度后就需要用性激素进行替代治疗，以促进第二性征的出现。男孩用雄性激素治疗，但是一般不宜过早使用，如果与生长激素同时应用，注意避免骨骺早期愈合，影响孩子的线性生长。治疗及时，治疗方法规范，一般可使患儿身高增长10 cm。对诊断明确者可以从12岁开始使用。总疗程以1年为宜，女孩可适当缩短。

2. 生长激素缺乏性矮小的儿童，常合并不同程度的性腺功能减退，也可以在专业医生正确而规范的指导下使用促绒毛膜性腺激素进行辅助治疗。这种激素可以刺激性腺间质细胞的发育，提高性激素水平，有助于骨骼的生长发育。

3. 生长激素缺乏症（GHD）患儿可以是单缺GH或多发性腺垂体激素缺乏。因此，甲减的患儿还需要补充小剂量的左甲状腺素，当左甲状腺素与其他激素一起合用的时候，也有促进骨骼发育的功效。而合并肾上腺皮质功能减低时则需要补充肾上腺糖皮质激素。肾上腺皮质功能减低者应长期补充可的松，但是过大剂量的肾上腺糖皮质激素会影响生长，

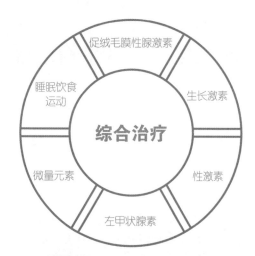

图 6-1-1   矮小儿童的综合治疗方案

因此进行激素替代治疗的时候，一定要在生长发育或内分泌专科医师的指导下进行。

4. 补充微量元素见相关章节。

5. 应注意使患儿精神愉悦，睡眠充足，注意体育锻炼，加强营养，特别是加强优质蛋白的摄入，注意均衡饮食，避免偏食。

6. 由于矮小本身以及对矮小要进行长期的治疗都可能对孩子的心理产生严重的负面影响，加之由于社会上的各种偏见或歧视，大部分矮小患者存在沉重的心理负担，甚至有各种心理障碍。因此，对矮小患儿进行及时的心理疏导可解决患儿的心理问题和改善治疗效果，提升其生活质量。

三、人生长激素与长高

人生长激素（hGH）是由腺垂体嗜酸性细胞分泌的单链蛋白质激素。正常人的纵向生长需要 hGH，hGH 缺乏的儿童则身材矮小。下丘脑分泌的生长激素释放激素（GHRH），可刺激垂体分泌 hGH，而其所分泌的生长抑素（somatostatin，SS）则可以抑制垂体分泌 hGH。血清 hGH 水平每天变化很大，大多数时间血清 hGH 水平非常低，而睡眠、运动或餐后可发生短时间高浓度释放。人类胎儿垂体在第三个月末开始分泌 hGH，胎儿血清 hGH 水平明显升高，但足月新生儿的血清 hGH 水平较低，随后在儿童阶段其分泌水平增加，而青春期则达到高峰，30 岁以上的成年人 hGH 的分泌水平逐渐下降。

四、生长激素促进长高的机制

hGH 和其介导物之一——胰岛素样生长因子 -1（IGF-1）直接调节骨骺细胞的生长和代谢。儿童和青春期 hCH 缺乏患者的血清 IGF-1 水平低，用 rhGH 治疗后则增高。hGH 可以通过以下途径促进人体的组织生长：①骨骼生长：内源性 hGH 分泌不足或继发于慢性肾功能不全和特纳综合征患者中，rhGH 治疗可刺激骨骼生长。对 rhGH 和 IGF-1 有反应的患儿骨骺板处形成新骨，导致线性生长，直至青春期末其骨骺板融合；②细胞生长：rhGH 治疗时患者的骨骼、肌肉数目和大小都增长；③器官生长：hGH 治疗可以影响内脏器官大小，另外还可以促使红细胞增生。

五、生长激素有哪些新剂型

为了克服治疗上的不便，现在已经开发出了一些新的生长激素剂型。

1. 生长激素水针剂

这是通过加入特殊的稳定剂使生长激素在水溶液中也能保持活性。这样可以将一定剂量的生长激素放在笔芯内，配合笔式注射器，每次注射一点就可以了。不用每次注射前现配，少了每次繁琐的抽药过程，而且携带也很方便。现在已经有国内药厂开始生产这种剂型并投放市场。

2. 长效生长激素

是通过特殊的办法延缓生长激素在皮下的吸收，使得一次注射生长激素，可以维持作用半个月到一个月，这样使用非常方便。每月只需注射一到两次，大大减少了注射频率，也减少了患者的痛苦。这种药物在国外已经上市，国内也已经有药厂开始研究，估计过一段时间国内的患者也可以用到这种方便的制剂了。

六、哪些矮小儿童适合用生长激素

由于基因工程重组人生长激素（rhGH）的产生促进了生长激素在各种矮小相关疾病的临床研究，到目前为止，已经肯定下列疾病引起的矮小症，用生长激素治疗有效（表6-1-1）：

1. 垂体性矮小症

根据当前大量和长期的临床疗效总结表明，如果治疗开始年龄早，生长激素用量足，治疗持续到青春期不再长高为止，垂体性矮小症的身高完全可以达到成人应有的身高。

2. 特纳综合征

患儿身材矮小，如果不治疗，平均成年身高143 cm。如果用生长激素治疗得当，身高可增高10~16 cm。

3. 小于胎龄儿矮小儿童

矮小的原因是由于胎儿宫内生长迟缓，足月出生时体重低于2.5千克。其中约15%出

表 6-1-1 美国 FDA 批准的 rhGH 的适应证以及批准时间

适应证	批准时间
GHD 患儿的长期治疗	1995 年 3 月
艾滋病相关的代谢病和消瘦	1996 年 8 月
Prader-Willi 综合征患儿的长期治疗	2000 年 6 月
小于胎龄儿出生后持续矮小	2001 年 7 月
成人 GHD 的替代治疗	2001 年 7 月
特纳综合征伴生长障碍的治疗	2003 年 7 月
特发性矮小	2003 年 7 月
短肠综合征	2003 年 12 月
儿童肾移植前肾衰竭相关的生长障碍	2005 年 6 月
SHOX 基因缺陷但不伴 GHD 的患儿	2006 年 11 月

生后持续矮小。最新研究结果表明，生长激素可以促进这类矮小儿童的生长。治疗 2 年，生长速度增加一倍，没有副作用。

4.合并慢性肾功能不全的矮小

用生长激素治疗这种疾病所致的生长迟缓儿童每年身高增长比未用过生长激素治疗者加快 3~6 cm。

5.特发性矮小症

治疗结果各家报道不一致。有报道用比较大剂量有效，生长速度加快 1 倍；有报道用一般治疗量，成年后最终身高，治疗组比未治疗组更矮。

七、生长激素治疗矮小症要及早正规

用 rhGH 治疗矮小，目标在于让孩子能够赶上生长，保持正常生长，赢得青春期快速增长时机，最终可以达到成人身高。长期的临床实践证明，rhGH 是安全有效的治疗药物，而且开始治疗的时间越早，治疗效果越好。有研究表明，GHD 患儿在 3 岁以前用 rhGH 治疗可获得近乎完全正常的快速生长的身高。所以，及早诊断，及早治疗，对于儿童垂体性矮小症的治疗是非常关键的。如果开始治疗时骨骺已经闭合了，再用 rhGH 治疗基本上就没有什么明显的效果了。

八、生长激素也不是万能的

生长激素不是对任何矮小儿童都有效，以下矮小儿童不需要用生长激素治疗或尚未证明用生长激素治疗有效。

1.家族性矮小。矮小是因遗传基因决定的，父母个子矮，子女也比较矮。这种矮小一般不需要用生长激素治疗，治疗效果也不十分好。那么，怎么能使这些孩子长高呢？父母应尽力为他们创造良好的生长环境，如从小注意合理营养，预防儿童慢性疾病，适当运动，睡眠充足，生活规律，精神愉快。通过创造促进生长的有利环境，使他们的生长潜能充分发挥。至于已经进入青春期的身材矮小的青少年，因为骨骺闭合或接近闭合，用生长激素更无效，其他药物或疗法也不会有效。

2.体质性生长发育延迟。父母青春期猛长比较迟，子女也有晚长现象。他们到成年时的最终身高是正常的。为了解除父母的担忧，可请专科医生进行检查和咨询，定期监测身高。不需要用生长激素治疗。

3.还有些矮小儿童，外观不匀称，有的四肢短，有的躯干短，常为先天性骨骼发育不良所致；另一些儿童矮小伴有外观畸形或智力低下，可能为先天性遗传、代谢性疾病或各种生长障碍综合征，这些患儿用生长激素治疗效果未见肯定的报道。

九、垂体性矮小症必须及早正规治疗

未经治疗的垂体性矮小症成年平均身高为 137 cm，用生长激素治疗，如果开始治疗时间早，持续时间长，生长激素用量足，基本上能达到成年人应有的身高。治疗开始时的身高、治疗持续时间和父母身高都会对患儿最后的身高产生影响。如果 3~4 岁开始治疗肯定要比 14~15 岁开始治疗的效果要好得多，而且可治疗时间更长。少数患儿治疗过程中会产生生长激素抗体，使生长速度减慢。有些患儿在生长激素治疗过程中会出现甲状腺功能减退，如果未及时纠正甲状腺功能减退也会影响疗效。如果患儿青春期提前，骨骺闭合早，也会影响最后的身高。总之，必须在有专业经验的医生指导下科学而正规地治疗（图6-1-2）。

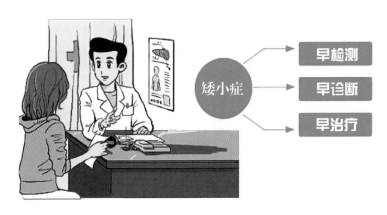

图 6-1-2　及早正规治疗是关键

十、生长激素治疗垂体性矮小症安全有效

垂体性矮小症是生长激素缺乏造成的，用生长激素治疗有特效，但必须用人生长激素才有效，用动物生长激素没有效果。随着高科技发展，用基因重组技术可以制造出与人生长激素结构完全相同的产品，经过一代一代的改进，现在生产出的人生长激素纯度很高，质量有保证，安全性高。但是必须指出，生长激素治疗必须在专业医生的指导下、科学正规使用。

十一、生长激素的注射方法

生长激素必须注射给药。研究结果认为每天皮下注射一次的方法，疗效最好也最安全。生长激素一天之内的注射时间和疗效无关，一般在傍晚注射，可在上臂三角肌下方、双大腿前侧进行皮下注射，应轮流有规律地变换注射部位，以避免局部发生肿痛（图6-1-3）。

药物应保存在4~8℃冰箱内，如果外出可以准备一个小的冰壶携带。可用普通注射器，也可用笔式注射器，家长或儿童都应学会注射方法，可由家长或儿童自己注射用药。但是，必须首先学会正规无菌操作。

十二、生长激素常见的副作用

在rhGH治疗过程中，可能出现一些副作用（图6-1-4）。①注射局部的皮疹、皮肤瘙痒、疼痛等，一般注射2~3天后症状会减轻或者停药以后可自行消失；②个别患者可能出现短期肝功能损害（停药后可恢复）、轻度水肿；③个别患者会出现色素痣增多，但未发现恶变现象；④其他如男性乳房发育（多为自限性）以及良性颅内压增高、生长痛、脊柱侧弯。一般这些不良反应均为轻症，持续时间较短，必要时可以找医生进行检查，并及时处理；⑤生长

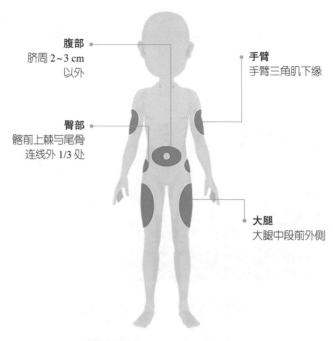

腹部
脐周2~3 cm
以外

手臂
手臂三角肌下缘

臀部
髂前上棘与尾骨
连线外1/3处

大腿
大腿中段前外侧

图6-1-3　生长激素注射部位图

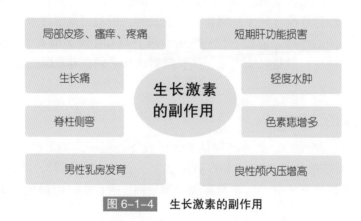

局部皮疹、瘙痒、疼痛

短期肝功能损害

生长痛

**生长激素
的副作用**

轻度水肿

脊柱侧弯

色素痣增多

男性乳房发育

良性颅内压增高

图6-1-4　生长激素的副作用

激素治疗期间，如果患儿出现头痛，首先要看小儿神经科医生除外颅内占位性病变等。

十三、生长激素治疗期间可能出现的并发症（图6-1-5）

注射局部副作用：皮疹、皮肤过敏、注射部位疼痛等，一般注射2~3天后，症状可以减轻，停药后可自行消退；并发甲减，生长激素治疗期间，大约19%~30%患者会出现甲状腺功能减退，主要表现为血清T_4或者游离T_4水平降低，往往不伴血清T_3和TSH水平改变。大部分患者并无典型的甲状腺功能减退的临床表现，主要是亚临床甲减。

这些患儿容易发生亚临床甲减，其可能的原因包括：①患儿可能早已存在下丘脑-垂

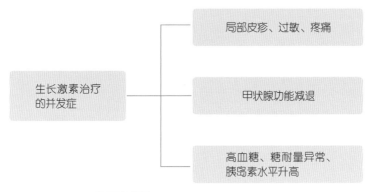

图 6-1-5　生长激素治疗的并发症

体 - 甲状腺轴功能缺陷，应用外源性 GH 后，使中枢性甲减表现出来；②生长激素治疗促使 T_4 在外周转化为 T_3 增多，以及患儿的生长抑素分泌增加，使 TSH 分泌受到抑制。这些患者需在专业医生指导下，及时补充甲状腺激素。

并发高血糖，在矮小门诊常见的有，特纳综合征、SCA 患者应用 rhGH 治疗过程中，可能发生高血糖、糖耐量异常和血胰岛素水平升高，但是患者停用 rh-GH 后可以恢复正常水平。因此，进行长期的生长激素治疗时，要定期复查血糖、胰岛素水平，必要时要定期进行糖耐量试验。

十四、生长激素治疗期间要定期随访

用 rhGH 治疗的患者，在刚开始治疗的第 1 个月需要门诊随访，随访的内容包括复查肝、肾功能和甲状腺功能，要除外肝功能异常和甲减，了解注射生长激素后的不良反应，必要时调整治疗剂量。随后，患者每 3 个月随访 1 次，通过各项检查评估其生长效果，同时监测不良反应。大多数患者经 rhGH 治疗后生长会有改善。即使小儿生长良好，也应每年进行一次甲状腺功能及骨龄的相关检查。疗程一般可维持到骨骺闭合后。

十五、生长激素疗效不佳的原因（图 6-1-6）

患者用生长激素治疗一段时间后，如果没有出现预期的身高增长，则要评价患者的依从性，例如，是否是没有按医嘱的要求注射生长激素。目前临床上主要用粉剂，如果配置注射液不当或者注射技术不好，也会影响疗效。另外，hGH 要求在 4~8℃条件储存，如果药品储存不当，温度过低或者在室温下保存时间过久，均可能导致 rhGH 的生物活性降低，甚至完全失活，注射变性的生长激素疗效肯定不好，同时还有可能出现严重的注射反应。

另外在注射期间，约 30% 的患者会出现亚临床甲减或甲减，如果不及时替代治疗，也可能会影响生长激素治疗的疗效。当同时伴肾上腺皮质功能不全，用肾上腺皮质激素替代剂量过大，或者因皮肤过敏或者哮喘等疾病需要在生长激素治疗期间，同时服用药理剂量糖皮质激素，也会影响生长激素治疗的疗效。其他，如同时有全身慢性疾病等。

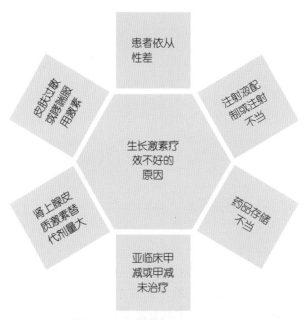

图 6-1-6 生长激素疗效不佳的原因

十六、腺垂体其他激素不足时的治疗

垂体除了分泌生长激素外，还分泌促甲状腺激素（TSH）、促性腺激素（LH、FSH）和促肾上腺皮质激素（ACTH）等。如果血 T_4 和 TSH 同时降低，应先口服甲状腺激素，待甲状腺功能正常后再开始用生长激素，在用生长激素治疗的同时一定要同时服用甲状腺激素；促性腺激素不足时，如患儿年龄尚小，可以不治，到青春期时再加用促性腺激素，促性腺激素的替代治疗应该用小剂量，按照生长情况、骨龄增长和患儿主观反应来调节剂量；如果肾上腺皮质功能不足，皮质激素药量要适当，过量的皮质激素不利于小儿生长，而且，糖皮质激素的治疗应先于甲状腺激素，因为甲状腺激素可加剧糖皮质激素缺乏的症状。总之，这类患儿的治疗比较复杂，必须在有经验的生长发育或内分泌专科医生的具体指导下用药。

十七、垂体性矮小症生长激素治疗的效果

垂体性矮小症用生长激素治疗是对症下药，效果特别明显。用药后患儿食量增加，精力旺盛，力量增大。治疗第一年身高增长非常快，称为追赶生长。第一年身高平均增长 13 cm。孩子越小，效果越好。第二年后生长速度逐渐减慢。用药开始头几个月，身高长了，但常不增加体重，孩子好像变瘦了，这是正常现象，因为生长激素可以使脂肪分解。

生长激素一般用到青春期，每年身高增长小于 2 cm 时就可以停用了。

生长激素不仅能使儿童身高增长，对成年人也是不可缺少的。生长激素充足时人的精力充沛，身体脂肪适中，肌肉有力，骨密度增加。所以垂体性矮小症患儿如有条件，身高正常后，仍然可以继续应用适量的生长激素，维持健康的体魄。但成年人生长激素治疗的剂量不同于儿童，应当在医生的指导下使用，并定期随访。

十八、生长激素治疗期间的保健措施（图 6-1-7）

垂体性矮小症患儿用生长激素治疗的第一年，生长明显加快，孩子的食欲明显好转，精力旺盛，睡眠改善。为了在治疗期间充分发挥追赶生长的潜力，需要增加营养，同时注意做好保健工作，使患儿生活规律，精神愉快，适当运动，预防疾病。在补充营养方面建议如下：

（1）均衡合理膳食。每天进食蛋白质 1.5~2 g/kg 体重，可从牛奶、蛋类、肉类和豆类获得。因为身体生长加快，每天要增加 20%~30% 生长所需的热量。热量中 50% 或稍多从糖类，即从米面和其他杂食中获得，热量中 35% 或稍少由脂肪补充。

（2）补充各种维生素和多种微量元素。其中锌对生长有重要作用。研究发现，在生长激素治疗期间同时补充锌，可增加生长速度。锌在荤菜中含量比较多。

（3）补充维生素 D 和钙剂。建议每 2 天服用鱼肝油丸 1 丸（含维生素 D 1000 单位）和钙 600 mg。牛奶是天然的补钙剂，100 ml 牛奶含钙 125 mg，每天可喝 2 杯牛奶，同时适当补充钙剂。

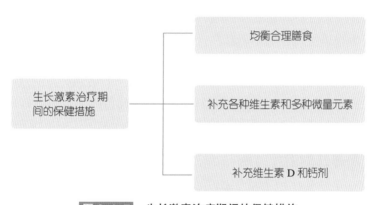

图 6-1-7　生长激素治疗期间的保健措施

十九、治疗期间需要补充微量元素吗

微量元素对孩子们的生长发育非常重要，在用生长激素等药物治疗的同时，应该适量补充钙和维生素 D，尤其是在开始促生长治疗时。补钙过程中宜多喝水，并及时到医院复查血、尿中钙、磷的水平。另外，微量元素锌的缺乏也可以影响身高、体重以及性腺的发育，所以适当补充锌对治疗也是有帮助的。

二十、特发性矮小症的治疗方法

目前，生长激素是特发性矮小症的首选治疗方法。国内外最新临床研究表明，在骨骺闭合之前（小于 13~15 岁），通过长期注射生长激素，可以使特发性矮小的孩子加快身高增长的速度。越早治疗，身高追赶效果越好，坚持治疗 4~5 年，可以使成年后身高增加4~6 cm。生长激素替代疗法在使孩子身高增长的同时，不会使骨龄加快或使骨骺提前闭合，因此是比较安全的。当然，由于存在个体差异，孩子最终达到的成年身高是因人而异的。

除了药物治疗外，一般治疗也很重要，比如充足均衡的营养摄取，加强锻炼，提高自身抗病能力，睡眠充足，保证精神愉快等。矮小的孩子容易产生自卑心理，因此，家长和老师须给予这些孩子充分的心理支持，提高他们的自信心。

二十一、治疗特发性矮小症的争议

美国 FDA 已经批准特发性矮小症为 hGH 治疗的适应证，但是不同的医疗中心报道的疗效不一致。

目前认为特发性矮小患儿开始治疗的年龄较小，剂量较大，每周注射次数多而且疗程较长者效果较好，但也需要注意骨龄的成熟以及青春发育进程的快慢等因素对最终获得的最终身高的影响。由于特发性矮小病因复杂，常规技术难以确切诊断，更未能预测个体在治疗中对 hGH 治疗的敏感性，因而大剂量、长疗程的治疗原则仍存在某种盲目性，同时临床上为了追求疗效，剂量往往超出常规，可伴血清 IGF-1 水平显著升高，而长疗程的治疗发生恶性疾病、诱发胰岛素抵抗、糖尿病和高血压的风险增加。

美国 FDA 强调 rhGH 治疗特发性矮小适应证的范围为严重的矮小，身高低于 -2.25SD 并严格排除其他已知病因者。对身高 -2SD，终身高预测也在 -1.5SD 以上的偏矮儿童，为追求形体美而主观要求改善身高采用 rhGH 治疗者，则认为属于 rhGH 滥用。

另外有研究者报道特发性矮小患者在青春期前开始 rhGH 治疗，身高明显增高，但是青春期开始后继续治疗则无益于改善其身高。因此临床医生应慎重选择 rhGH 治疗非生长激素缺乏矮小症的适应证，应该注意要遵循自愿、无害、有效和公正的原则来决定是否用 rhGH 治疗，并密切随访用药的安全性以及副作用及由此可能会给患者带来的社会和经济负担，更有必要评价 hGH 治疗的疗效 / 价格比，方能避免临床决策出现失误。

二十二、性早熟患儿的治疗方法

由于家长对性早熟的认识不足，常为此忧心忡忡，因此要详细解释性早熟发生的原因和早期治疗的必要性，注意保护儿童，避免其受到身心伤害，尽量解除患儿和家长的思想负担。

要尽快明确导致性早熟的原因，并针对病因治疗。如果是肿瘤导致性早熟的患儿应及早手术切除或进行相关治疗。如果是真性性早熟，那么促性腺激素释放激素（GnRHa）类似物为治疗首选。目前临床上主要的制剂有达必佳和抑那通。首剂剂量可偏大，2 周后加强一次，以后每 4 周 1 次。维持量因人而异。开始治疗后 2 周，部分女性患儿可出现阴道流血。治疗中应观察垂体 - 性腺轴受抑制指标。同时至少每 3 个月测量 1 次身高，半年复查 1 次骨龄。治疗效果表现为延迟骨龄的成熟，以利于增加最终成年身高。

二十三、断骨美容增高术

最近几年美容医学持续升温，炙手可热，"断骨美容增高"这一听着有些残酷的长个儿方式正被越来越多的爱美男女所勇于尝试，然而热点掩盖不了其深层危机，"断骨美容增高"正在危险地迎合这一场使自身"痛并快乐着"的人为悲剧。

这一技术的应用可以追溯到 19 世纪，最早是被用于治疗一些由于先天肢体畸形、外伤、小儿麻痹等造成的肢体不等长的病人，后来又发展到对矮小症的治疗。20 世纪 70 年代，国外开始尝试用这项技术对一些有增高要求的低矮正常人做双下肢延长。20 世纪 90 年代初，对于正常人的手术增高开始在我国被应用于医学实践中。

"断骨增高术"其实是骨科"肢体延长术"的俗称。就是通过手术把双腿截断，用仪器向相反方向牵拉断骨两端。具体手术过程是，在小腿膝关节下 5~6 cm、大腿膝关节上 15~20 cm 的位置，将骨皮质人为打断，或将腿骨全部打断，然后在每条腿断骨的两端分别插入 4 根钢针，再用上下杆相连做成一个鸟笼状的"肢体延长器"（增高器），让断骨处位于"鸟笼"的中间。由于断骨处需要组织再生，以后每天只需用扳手拧紧"鸟笼"两端的螺母，使断骨边长边被拉长，即可达到增高的目的（图 6-1-8）。

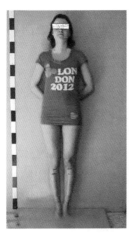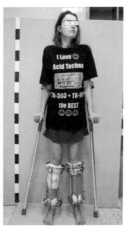

图 6-1-8　断骨增高术

二十四、断骨增高术的并发症

断骨增高确实有过成功的例子，但它所带来的并发症却是不容忽视的：

1. 由于外固定"增高器"需要通过钢针穿透双腿，稍有不慎便会损伤腿部的血管、肌肉和神经组织，如果钢针消毒不好，随时可能造成穿孔感染，甚至引发骨髓炎，造成残疾。

2. 肢体延长的速度如果过快，将会使腿部神经、血管损伤，导致（腿部）神经瘫痪和血管供血障碍。

3. 目前骨骼再生规律还没有完全被掌握，由于术后造成人为的双腿不等长，并不鲜见。

4. 由于正常人对手术增高中疼痛的预知力普遍较低，对"完美"的期望值又往往过高，因此一旦在手术时无法坚持，增高将半途而废，并且还有可能造成终身残疾。

5. 普通人中有 3%~5% 的骨不连和再生障碍性贫血患者，一旦手术前体格检查疏漏，后果将不堪设想。

所以，在这里我们要提醒那些期望通过断骨美容来达到完美身高的人们：一定要谨慎，健康健全的身体远远比摆脱稍许不如人意的身高来得重要。

二十五、补钙能增高是个误区

矮小的儿童经常被家长们督促服用"钙片"，这些家长均认为补钙能促进长个。诚然钙是骨骼的重要组成成分，有些"增高药"的主要成分就是钙。但补钙与增高是两码事，一般身高较均匀的矮个子，骨骼是没有问题的。通常意义下的补钙，是及时补充体内流失的钙，以维持骨骼密度。补钙并不能使骨骼变长，甚至也无法使骨骼变粗，因此也不能影响生长发育的快慢。一旦钙摄入过多，反而易导致泌尿系结石、便秘等不良作用，从而给患儿造成病痛，甚至会影响长高。

人体的生长是一个复杂的生理过程，更是由一系列因素共同作用的结果，孩子身材矮小的主要原因有遗传因素、代谢疾病、内分泌系统以及营养缺乏等，这些都可能影响孩子的身高。因此家长们要注意学习生长发育的相关知识，并密切监测其生长发育状况。一旦发现孩子们生长速度迟缓或者矮小，需要尽快明确病因，并采取措施进行对因处理，以免贻误病情，错失了治疗的良机。

二十六、生长发育过程中钙和维生素 D 的正确补充

小儿除了在哺乳期要补充钙和维生素 D，在生长发育过程中也要补充。我国的饮食结构以粮食、蔬菜和肉为主，奶制品食用较少，北方地区冬天的阳光又不充足，加上小儿生长发育比较迅速的时期，常会出现生长痛等症状。所以，儿童期特别是生长发育快速期如青春发育期，仍需要适当地补充钙和维生素 D。

平时补充钙和维生素 D 的方法是坚持喝牛奶，牛奶中含钙比较高，大多又强化了维生素 D，儿童期已能够很好地吸收奶中的钙，所以小儿如能坚持每日至少 2 袋（400 ml）牛奶，钙的补充基本得到保证。如果生长速度过快，或出现明显的下肢疼痛的症状，要及时到医院就诊，查明原因，在医生指导下，正确地补钙及维生素 D，以保证儿童生长发育的需要。

第二节　矮小症的饮食疗法

一、影响儿童长个的不良饮食习惯

良好的饮食习惯是保障儿童获得足够均衡营养的前提。很多不良的饮食习惯会影响到孩子营养的摄入，进而影响孩子长个。这些不良的饮食习惯包括：偏食、挑食、暴饮暴食、不规律进食（饥饱无常）、不吃早餐、嗜好零食、进食过快、狼吞虎咽、饮料代水、喝水过少、电视（电脑）佐餐、不喝牛奶、喜重口味等（图 6-2-1）。

二、暴饮暴食对儿童的不良影响

有的孩子不光挑食，遇到不爱吃的就宁愿饿着，遇到爱吃的就大吃特吃，狼吞虎咽。这种暴饮暴食的习惯，很容易出现吃得过多、过饱，因为人的饱感是滞后的，暴饮暴食，吃得过快，等到觉得饱时就已经吃得过多了，狼吞虎咽的结果是食物未经过充分的咀嚼就进入胃内，会加重胃肠负担，不利于食物的消化吸收，加之孩子消化系统尚未发育成熟，消化能力有限，这样很容易导致消化不良，引起腹胀、腹痛、呕吐等症状，长此以往，胃肠功能紊乱在所难免，最终会影响到儿童的正常生长发育（图 6-2-2）。

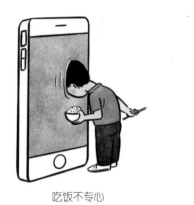
吃饭不专心

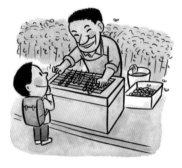
嗜好零食

图 6-2-1 不良饮食习惯

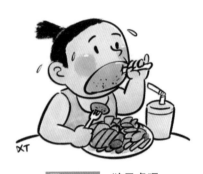

图 6-2-2 狼吞虎咽

三、挑食偏食会影响儿童的生长发育

门诊经常碰到瘦小的孩子家长说孩子"不爱吃蔬菜，只爱吃肉，无肉不欢"，有的孩子"只爱吃土豆、西红柿炒鸡蛋"，有的孩子"不爱喝水，只爱喝碳酸饮料"，有的孩子"外面买的汉堡、鸡块、薯条、烧烤都爱吃，就是不爱吃家里做的饭菜"，还有的孩子"只爱吃白米饭，或者加点白糖"。

无论偏食哪种食物，首先会造成营养不均衡，其次会影响脾胃和五脏功能。中医讲要"谨和五味"，饮食要"五谷为养，五果为助，五畜为益，五菜为充，气味合而服之，以补精益气"。五味过偏，首先会影响五脏，其次会影响脾胃，不利于食物的消化吸收。故而会影响孩子的体格生长发育，造成体重、身高不达标，甚至体质变差，容易生病（图 6-2-3）。

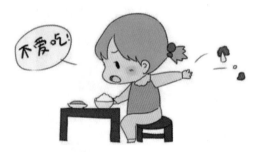

图 6-2-3 挑食、偏食

四、帮助孩子克服不良的饮食习惯方法

1.树立家庭良好饮食的行为准则。让孩子从小养成良好的饮食习惯。

2.家长要保持一致的教育态度。特别是爷爷、奶奶、外公、外婆，一定要与父母持相同意见，更不能因为溺爱就放纵孩子，跟父母明里暗里唱反调，这样会让孩子有机可乘，不利于纠正不良饮食习惯。

3.大人要给孩子做好榜样。立好的规矩全家人都要遵守，身教重于言传。并且要持之以恒，不能随意破坏规矩，否则容易前功尽弃。

五、促进身高增长的食谱

促进增高的食物主要有：

动物类：奶、蛋、鱼类、动物肝、排骨、鸡肉、羊肉、龙虾等。

蔬菜类：菠菜、胡萝卜、番茄、芹菜、西红柿、韭菜等。

水果类：草莓、柿子、葡萄等。

坚果类：核桃、芝麻、花生、板栗、瓜子等。

各类饮食搭配要合理，营养要均衡。

增高食谱：

（1）排骨炖山药

食材：排骨500 g、山药500 g、葱1根、姜5片。

做法：排骨选中排，切小块，开水焯后入锅炖，放葱、姜调味，水开后换文火炖，排骨七成熟时与山药同炖，再放盐即可（图6-2-4）。

（2）鲫鱼豆腐汤

食材：豆腐半斤、鲫鱼1条。

做法：豆腐焯水，去除豆腥味，鲫鱼两面煎黄，倒入开水，汤沸5~6 min后放入豆腐，再炖5 min放盐调味即可（图6-2-5）。

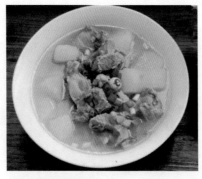

图6-2-4　排骨炖山药

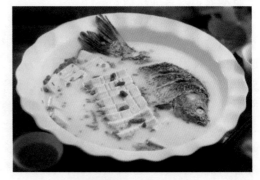

图6-2-5　鲫鱼豆腐汤

（3）虾皮紫菜豆腐汤

食材：虾皮 20 g、紫菜 20 g、生姜 5 片、豆腐 250 g、玉米淀粉适量。

做法：将虾皮、紫菜先冲洗、浸泡一下，用少许油爆香姜丝，放水，同时放虾皮、紫菜、豆腐。水开后小火炖一会儿，勾少许芡，放盐调味即可（图 6-2-6）。

（4）虾皮碎菜蛋羹

原料：虾皮 5 g、小白菜 50 g、鸡蛋 1 个。

做法：用温水把虾皮洗净泡软，然后切得极碎；小白菜洗净略烫一下，然后也切得极碎；将虾皮、菜末与打散的鸡蛋相混匀，少加水；加少许调味品，上锅蒸，或以微波加热 3~5 min（图 6-2-7）。

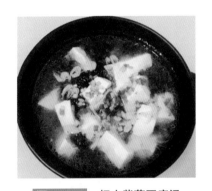

图 6-2-6　虾皮紫菜豆腐汤

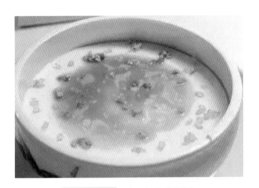

图 6-2-7　虾皮碎菜蛋羹

（5）鱼泥烩烂面

食材：去骨鱼肉 20 g、鸡汤一碗、西红柿半个、龙须面 25 g。

做法：西红柿去皮切小块，鱼肉加盐捣烂；烧热底油，炒西红柿，然后加入鸡汤，调味；待汤沸后下入面条，再开后，调小火，下入鱼泥，慢慢熬一熬，闻到鲜香味道后关火（图 6-2-8）。

（6）鸡肝蛋皮粥

食材：新鲜鸡肝 50 g，新鲜鸡蛋 1 个，大米 100 g。

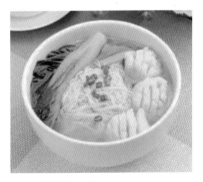

图 6-2-8　鱼泥烩烂面

做法：先用清水洗净大米，放入砂锅内，加适量清水煮粥，至大米开花时为度；然后将鸡肝洗净、剁泥，用香油适量炒热，备用；鸡蛋去壳打匀，放锅内加少许香油制成蛋皮，切碎。与热鸡肝一起放进粥内，煮至粥稠，待温，加味料调味食用。每天 2~3 次。

（7）余肝肉小丸子

食材：鸡肝、鸡肉各 20 g、南瓜 50 g、半个蛋清、葱末、姜末。

做法：鸡肉去筋膜与鸡肝一道切成茸；加盐、葱末、姜末、半个蛋清后向一个方向搅拌；南瓜切碎，下油锅略炒，添水烧开后，下入肉丸，浮起即熟（图 6-2-9）。

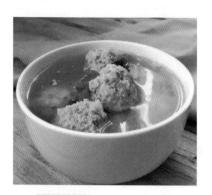

图 6-2-9　佘肝肉小丸子

（8）香浓鲜奶炖蛋

食材：鲜奶 100 ml，蛋黄 2 个，糖 15 g，天然香草香油 1 茶匙，自选鲜果适量。

做法：烤箱预热至 160° 约 15 min，将忌廉、鲜奶放入锅内煮热。蛋黄和糖边拌边加入热奶、香草香油拌匀。把蛋液过筛一次。蛋糊分盛杯中 20~30 min 至凝固，即可趁热或待凉后伴鲜果享用（图 6-2-10）。

（9）牛奶虾泥

食材：大虾 150 g，鲜牛奶 100 g，鸡蛋清 1 个，料酒、精盐、鸡精、水淀粉、植物油各少许。

做法：将大虾去皮，抽去虾线，清洗干净，控去水分，剁成泥放入小碗内，加入蛋清、精盐、干淀粉混合均匀。鲜牛奶、水、淀粉、精盐、鸡精，混合在一起，调成牛奶液，待用。炒锅上火，倒入适量的植物油，油烧至 3 成热，将调好的牛奶液倒入锅内，用勺轻轻搅动，奶汁结成片状浮起时，把虾泥倒入锅内，用大火翻炒片刻，即可出锅，食用（图 6-2-11）。

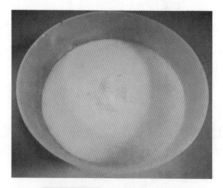

图 6-2-10　香浓鲜奶炖蛋

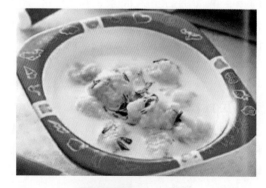

图 6-2-11　牛奶虾泥

第三节　矮小症的运动疗法

一、运动促进身高增长

在人体内，骨骼的新陈代谢在不停地进行着。在充足营养的条件下，运动是促进生长发育，尤其是肌肉和骨骼发育最有利的因素。合理的锻炼有利于骨骼生长及全身的钙、磷代谢，加速矿物质在骨内沉积。研究发现，儿童青少年在进行体育锻炼时，其体内的生长激素水平会增高，说明体育锻炼会促进生长发育，促进血液循环，增加骨骼血液供应，使骨骼获得更多的营养，从而加速其生长。同时，合理的体育运动可以使骨骼承受适宜的压力，这种压力可以刺激骨骼快速生长。可见，在成年以前，骨骺端软骨完全骨化以前，积极地参加体育锻炼有助于长高（图 6-3-1）。

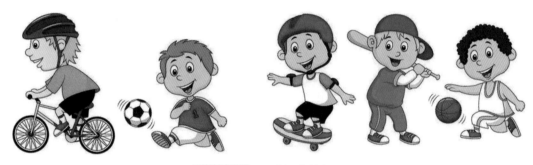

图 6-3-1　运动促进长高

二、不良的姿势会影响长高

良好的身体姿势首先是个人气质的重要构成要素，其次不良的身体姿势也会影响到身高的数值，对儿童的精神面貌和身心健康也有着极大的影响。

站姿不良会影响孩子的身高增长。"玉树临风"需要有笔直的站姿，如果孩子经常站立时低头、塌肩、弯腰、叉腿或单腿支撑，天长日久，可能会使脊柱发生弯曲或形成弯腰驼背姿势，进而影响身高增长。

行走姿势不良会影响孩子的身高增长。昂首阔步，挺胸抬头，有利于脊椎的充分生长，这将极大地促进儿童身高的增长。如果孩子走路时弓着腰，含着胸，低着头，迈着八字步，长大后很容易形成弯腰驼背。

经常盘腿坐也会影响儿童的身高发育。盘腿坐时，双腿支撑整个身体的重量，腿部的血管受到压迫，血液循环不流畅，影响腿的发育，进而影响身高的增长。我国北方有盘腿坐在炕上吃饭和娱乐的习惯，对儿童的生长发育是不利的，孩子写作业的时间较多，也要避免盘腿坐的姿势，因为写作业要俯身，如果再盘腿坐，容易影响脊柱的发育，进而影响身高增长。

睡姿不良也会影响孩子的身高增长。孩子有 1/3 的时间是在睡眠中度过的。床铺的软硬度对孩子身高的增长有很大关系。如果孩子经常睡在过软的席梦思床垫上，身体下陷呈被动弯曲状态，不利于身体伸展，进而影响身高增长。如果枕头过高、过低或过硬，会影响头部和颈部的自由活动，不利于大脑的正常休息，影响身体的发育。

由此可见，站立、行走、坐、卧等姿势均会影响孩子的生长发育，对身高均会造成一定的影响。因此，一定要从小给孩子养成保持良好姿势的习惯，以利于孩子的健康生长发育（图 6-3-2）。

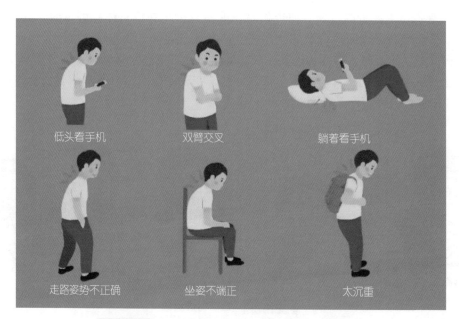

低头看手机　　　双臂交叉　　　躺着看手机

走路姿势不正确　　　坐姿不端正　　　太沉重

图 6-3-2　不良站姿、走姿、盘腿坐姿、睡眠姿势

三、运动是促进长高的首选（图 6-3-3）

身高的增长取决于骨骼的生长，体育锻炼可以有效地刺激骨骼和关节，促使生长激素分泌，促进血液循环，增加骨骼营养供应，促进骨骼生长，进而促进身高增长。运动还可以通过多种途径间接促进身高增长，主要包括以下几个方面：

（1）增进食欲：运动消耗大量能量，使孩子有饥饿感，运动还可以加速胃肠蠕动，加快新陈代谢，使孩子胃口大开，食量增加，摄入更多的营养物质。

（2）促进睡眠：晚饭后到睡前的适量运动，一方面可以帮助消化食物，另一方面，使孩子因为疲乏而容易入睡，睡眠质量和睡眠时间更有保障。生长激素的分泌高峰期是晚上 21 时到凌晨 1 时和早上 5 时到 7 时。这两个时间段的深度睡眠有利于生长激素的快速分泌。

（3）改善情绪：研究证实，运动能够促进人体分泌一种叫作内啡肽的激素，内啡肽可以使人感到一种愉悦感。另外，内啡肽还有镇痛和放松神经的作用，能够有效减轻精神不振、思维混乱以及紧张焦虑的情绪。良好的情绪有利于生长激素的分泌。当然，运动需要达到一定的量才能分泌内啡肽。所以要经常保证孩子进行一定强度的运动，只有这样孩子

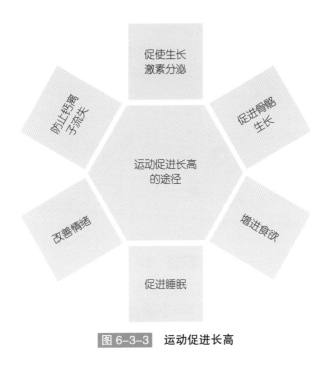

图 6-3-3　运动促进长高

才能体会到运动的乐趣，也才能促进身高的增长。

（4）防止钙离子流失：运动可以增加体液中钙离子的循环，促进新陈代谢，减少钙离子的流失，保障骨骼的发育和生长激素的分泌。

此外，运动还可以增加心肌收缩力，使人体的肌肉、骨骼、血液以及神经系统得到全面调整，从而提高人体健康水平。而且，运动还可以促进皮肤排毒以及提高注意力和学习效率。

四、不适当的运动可能影响长高

虽然运动可以促进孩子的身高增长，但并不是所有的运动均可以达到促进孩子长高的目的。比如举重等负重过大的运动以及压缩、收缩性的运动项目和劳动项目（如挑担），如果练习不得法，或练习过早、过频，都有可能影响骨骼生长，进而影响身高的增长。竞技类体育如马拉松、长跑也不适合儿童练习。运动锻炼一定要循序渐进，防止骨骼、肌肉、韧带损伤。研究表明，运动不当或运动量过大，不仅不会促进生长激素分泌，而且会使体内的生长激素及多种内分泌激素分泌减少，从而对生长发育造成不良影响。

五、促进长高的运动项目

研究表明，田径、游泳、球类、跳绳等动力性运动项目对身高增长最为有利。举重、竞技体操、铅球等静力性体育项目，如果循序渐进、运动合理适当，也可以促进骨骼生长和身高增长。儿童骨骼系统相对软弱，长期从事单一运动项目，容易导致骨骼发育不平衡，形成身体发育的不对称，进而影响身高。所以，应将动力性项目和静力性项目相结合，多做伸展性运动、弹跳性运动，适当开展力量练习，有利于全身骨骼的快速新陈代谢，从而使身体匀称地生长发育。

立定跳远：两脚自然分开，两腿屈膝半蹲。两臂后摆，上体稍前倾。然后两臂迅速向前摆动，两脚用力蹬地向前上方跳起，接着迅速收腹屈膝，两腿并拢，两臂后摆，小腿向前伸，脚跟着地后，上体迅速前移，两臂前摆。每组 3 次，组间休息 3~5 min，每次 2~3 组（图 6-3-4）。

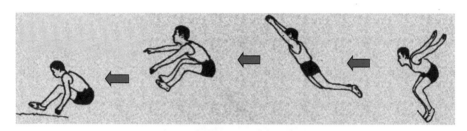

图 6-3-4　立定跳远

仰卧起坐：身体平躺仰卧于垫上，双肩胛着地平躺，两腿屈膝，腹部与大腿呈 90°，大腿与小腿呈 90°，两手指交叉贴于脑后，臀部不能离垫面，可由同伴压住脚面。收腹屈背，双臂屈肘前摆内收，低头、含胸，坐起，动作协调一致，双肘触及两膝，然后后仰还原成预备姿势。每组 10 次，组间休息 3~5 min，每次 3~5 组（图 6-3-5）。

原地摸高：双脚左右张开，与肩同宽，双臂前后摆动，向前摆动时，伸直双腿，向后摆动时，屈膝降低重心，上身微微前倾，双手尽量向后摆动。起跳时，双脚快速有力地蹬地，同时手臂由后向上微微摆动，充分展开身体。左右手各进行 5 次为 1 组，组间休息 3~5 min，每次 3~5 组（图 6-3-6）。

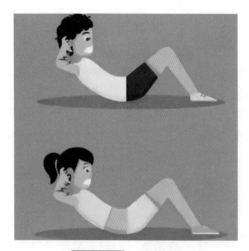

图 6-3-5　仰卧起坐

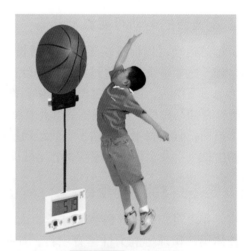

图 6-3-6　原地摸高

六、运动如何促进长高

在保证营养供给充足的前提下，运动是促进儿童生长发育和长高的最有效的方法。运动可以促进身体各个系统的新陈代谢。可促进汗液排泄，帮助皮肤排毒；可促进心肌收缩，增强心脏功能；可促进呼吸肌运动，提高肺活量；可促进胃肠蠕动，增加食欲；可促进睡眠，有利于生长激素分泌，进而促进骨骼发育和身高增长。运动还可以强健体魄，增强孩子免疫力，增强孩子的抗病能力，减少患病机会，保持良好的身体状态和胃肠状态，间接促进身高增长。

七、运动能促进体格发育

运动对孩子的体格发育有明显的促进作用，主要原因有以下三个方面。

1. 新陈代谢的"超限恢复"规律

参加体育运动的孩子，身体新陈代谢显著增强，体力消耗，产热增加，分解代谢加速。在保证合理充足营养的条件下，运动使合成代谢也增强。因此，正常生长的机体，体内各种营养素积累显著超过消耗。这就是"超限恢复"规律，这是促进生长发育的重要动力因素。

2. 促进体格指标和骨骼增长

经常参加体育锻炼的儿童，身高、体重、胸围、上臂围等体格指标的增幅明显高于不参加体育锻炼者。骨骼生长是体格发育的基础，体育运动对其有积极的正向促进作用。小学和初中生是快速生长的阶段，宜多做跑、跳、蹲、腾等运动，可活跃骨骺微循环，刺激钙磷骨内沉积，有助于骨骼发育，促进身高增长。高中生已到青春期发育中后期，身高增长主要在于脊柱的生长。通过单杠屈臂悬垂、跳跃摸高等伸展性运动，可使身高继续增长 3~5 cm。

3. 促进身体结构更合理

科学的长期的体育锻炼，可以帮助青少年儿童控制体重，调节身体成分，促进肌肉收缩，加快脂肪消耗，降低体脂率，使孩子保持良好的体格形态。

八、运动锻炼对儿童的其他益处（图 6-3-7）

1. 运动有利于增进食欲

运动消耗大量能量，使孩子有饥饿感，运动还可以加速胃肠蠕动，加快新陈代谢，使孩子胃口大开，食量增加，摄入更多的营养物质。

2. 运动有利于促进睡眠

晚饭后到睡前的适量运动，一方面可以帮助消化食物，另一方面，使孩子因为疲乏而容易入睡，睡眠质量和睡眠时间更有保障。生长激素的分泌高峰期是晚上 21 时到凌晨 1 时和早上 5 时到 7 时。这两个时间段的深度睡眠有利于生长激素的快速分泌。

3. 运动有利于神经肌肉发育

经常运动，不仅有助于提高神经系统的工作强度、均衡性、灵活性、协调性和耐久性，同时能使脑细胞获得更充足的营养和氧气供应。运动可以使大脑的兴奋、抑制过程合理交替，有利于消除神经紧张和脑疲劳，促进脑的工作能力，提高学习效率。运动还有助

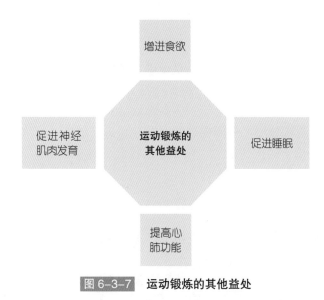

图 6-3-7   运动锻炼的其他益处

于提高人的观察反应能力。体育锻炼对学习负担沉重的青少年来说，是一种运动性休息，能把因疲劳造成的视觉和听觉感受能力提高 30%，使孩子精神饱满，思维敏捷。运动可以明显促进肌肉发育，通过加速新陈代谢，使肌肉中的线粒体氧化酶活性增加，肌肉获得更多营养，促进肌纤维增长变粗，肌肉体积增大，弹力增加，肌力、耐力增强。

4. 运动有利于提高心肺功能

研究表明，运动可以明显改善儿童心肺功能。由于运动时，机体耗氧量增加，机体需要提高心率，增加心排出量，提高肺气体交换，对心肺功能是很好的锻炼。

九、运动可促进生长激素分泌

运动有促进生长激素分泌的作用。低强度运动 20 min 后，生长激素会比运动前分泌增加，血液中较高浓度的生长激素一般持续 20 min 左右。之后哪怕继续运动，生长激素也会下降（图 6-3-8）。

另外，较高强度的短时间的运动也会刺激生长激素分泌。我们可以利用运动继发生长激素分泌的特点，根据孩子对运动方式的喜好、运动承受能力、个性特点和条件，选择若干个时段的较高强度短时间运动或者低强度较长时间的运动，来达到促进长高的目的。

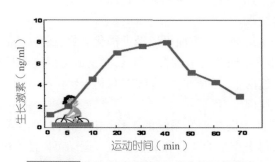

图 6-3-8   运动时间和生长激素分泌的关系

十、运动减少儿童肥胖症的发生率

运动可以消耗多余的热量，避免肥胖症的发生。随着生活水平的提高，同时孩子们户外活动和运动的时间越来越少，导致儿童肥胖症的发生率越来越高，同时肥胖相关的高血压、糖尿病、脂肪肝等发生率也逐年增加，严重影响了儿童的健康生长发育。研究发现，肥胖儿童体内的生长激素水平明显低于正常体重儿童。因此，坚持运动锻炼，保持正常体重，对儿童健康生长发育非常重要。

户外活动可以接受充足的阳光照射，有利于人体合成维生素 D，维生素 D 能够帮助人体吸收钙和磷。运动还可以直接促进骨骼中钙的沉积，有利于增加骨密度。因此，运动不仅能促进孩子长高，同时可以增加骨密度，提高骨骼质量（见图 6-3-9 ）。

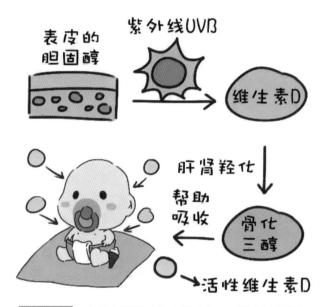

图 6-3-9　光照皮肤可以合成维生素 D，促进钙磷吸收

十一、运动让矮个儿童消除自卑提升自信

个子矮小的儿童青少年容易有自卑心理，进而产生自闭、不合群、性格脆弱、敏感等心理问题。而运动锻炼一方面可以促进儿童长高，提高儿童自信心，另一方面，运动还可以帮助孩子放松心情，缓解压力，集体运动还可以帮助孩子扩大交友范围，增加团队协作精神。运动还可以磨练孩子的意志，塑造孩子坚毅的性格特征。

十二、根据年龄选择合适的运动

运动对孩子的生长发育有着积极的促进作用，但不同年龄段的孩子身体特点不同，力量、爆发力、耐力也不同，因此应根据孩子的年龄特点和个人喜好来选择合适的运动形式（表 6-3-1 ）。

表 6-3-1   根据年龄选择合适的运动

0~1 岁	爬行、攀登、跑、跳
1~3 岁	爬行、攀登、跑、跳、踩图案、绕障碍行走、模仿小动物走路等，形式简单，安全性高，可以帮助孩子锻炼协调能力
3~7 岁	跑步、打球、体操、跳绳、摸高、引体向上、踢毽子、爬山、游泳、健身操、中短跑、球类项目等
8~16 岁	跑步、拉伸运动和打篮球、踢足球、打羽毛球，柔韧性训练如跳跃摸高、压腿等

0~1 岁孩子的运动安排：1 个月以后到 6 个月以前要让孩子多练习趴着，这是以后一切大运动的基础。多趴便于练习抬头、翻身和爬行。6 个月左右孩子就可以匍匐爬行了，家长可以引逗孩子多爬行，肢体与地面的接触和压迫会增强孩子的触觉，有利于儿童感觉统合能力的发育。7 个月时孩子可以直腰坐，此时可以让孩子坐位玩耍，但仍然要每日坚持爬行锻炼，直到 1 岁左右孩子会独立行走。

1~3 岁孩子的运动安排：此期的孩子从走过渡到跑，可以做一些有利于生长发育的运动。比如爬行、攀登、跑、跳等，形式简单，安全性高，可以帮助孩子锻炼协调能力。为了孩子能够坚持，应配合一些有趣的游戏进行。如踩图案、绕障碍行走、小动物走路等。另外，孩子运动过程中难免磕磕碰碰，在孩子不慎摔倒的时候，家长要尽量让孩子自己爬起来，父母要多给一些鼓励，而不是过度紧张，这样容易使孩子产生恐惧，拒绝运动。

3~7 岁孩子的运动安排：此期孩子的运动强度可适当增加，但也不能做剧烈的运动，尤其是负重较大的运动。此期可选择跑步、打球、体操等运动。较大年龄的孩子可选择弹跳为主的运动，如跳绳、摸高、引体向上、踢毽子、爬山、游泳、健身操、中短跑、球类项目等。但也要注意运动强度，一天的高强度运动时间尽量不超过 30 min，同时避免选择铅球、举重等负重运动。

8~16 岁孩子的运动安排：跑步、拉伸运动和各种球类运动对此期孩子来说都很适宜。此时的运动应遵循多样化原则。单一运动的健体效果会与日俱减，更有甚者还容易导致肌肉、关节的损伤。每周的运动要有耐力、力量、速度、协调性、柔韧性等不同的锻炼内容。锻炼耐力的如中长跑、平板支撑 20 min，力量训练如俯卧撑 50 下、蹲起 80 下、仰卧起坐 50 下，速度训练如加速跑 50 m × 5 次，直拳挥击 100 下，协调性训练如打篮球、踢足球、打羽毛球，柔韧性训练如跳跃摸高、压腿等。

第四节   矮小症的家庭养护

一、影响长个的家庭环境因素

家庭是孩子成长的第一个环境，也是最重要的环境，家庭教育是孩子一生的早期教育，家庭环境对孩子的身心健康和发育都起着极其重要的作用。家庭环境因素包括：①父母的素养：包括职业、教育水平和文化素养；②家庭氛围：包括父母是否融洽相处，父母是否经常沟通，亲子感情联结等；③生活方式：包括生活作息制度，饮食、行为习惯等；④子女教育：包括学前教育，消费和生活方式引导，父母教育方式（是否打骂、溺爱、放任自流），教育态度一致性等；⑤家庭成员的个性心理因素：包括情绪、性格、行为、意志等；⑥家庭条件：包括社会阶层、经济状况、居住条件等。这些都会对孩子们的身心健康发育起到潜移默化的作用。因此，应该及时发现对孩子不利的家庭环境因素，并对其进行积极的干预，从而保证孩子的身心健康发展（表 6-4-1）。

表 6-4-1 影响长个的家庭环境因素

父母素养	职业、教育水平和文化素养
家庭氛围	父母是否融洽相处，父母是否经常沟通，亲子感情联结等
生活方式	生活作息制度，饮食、行为习惯等
子女教育	学前教育，消费和生活方式引导，父母教育方式（是否打骂、溺爱、放任自流），教育态度一致性等
成员个性心理	情绪、性格、行为、意志等
家庭条件	社会阶层、经济状况、居住条件等

二、家庭结构对孩子的影响

首先，同样经济条件下子女数量对儿童生长发育的影响较大。多子女家庭的父母由于精力有限，容易忽视对子女的关心教育，放任自流，从而影响他们的健康成长。多子女家庭儿童的身高、体重、胸围、肺活量、握力等都显著低于独生子女家庭的儿童。

其次，家庭结构是否完整对儿童生长发育的影响也很大。完整和睦家庭成长的儿童心理行为问题的发生率明显低于不和谐和暴力频发家庭。父母离异或家庭关系濒临破裂，易造成亲子关系冷漠，家庭缺乏温馨和谐的氛围，儿童易出现离家出走、打架、斗殴、抑郁、焦虑等心理问题，甚至造成少年犯罪。父母经常责骂儿童，易导致儿童出现情绪低落、精神压抑、食欲下降。家庭问题长期得不到解决，可影响孩子的内分泌，导致生长激素分泌下降，影响体格发育。

三、良好的家庭环境和氛围的构建

良好的家庭环境和氛围有利于子女健康成长。父母需要注意以下几个方面。

1. 以身作则，身教重于言教

3 岁以前的孩子是父母的一面镜子，模仿是他们学习的主要方式，孩子的问题都可以在家长身上找到原因，孩子的优点也源于家长的优秀。所以，父母在家庭中扮演的角色，父母的行为方式和生活习惯都会无形中影响到儿童的身心发展。因此，作为父母，要时刻以身作则，要求孩子做到的自己首先要做到，多示范，少说教。

2. 创建民主的家庭作风

父母要尊重儿童作为独立个体的人格和权利，作风民主，和蔼可亲，这对子女身心的健康成长将产生非常有益的影响。在家庭生活中，父母除了是孩子的长辈，还要和子女亦师亦友，切忌只注重家长权威，要多站在子女的角度思考问题，关心、理解和尊重子女，这样才能走进孩子的内心世界，及时发现孩子存在的心理问题苗头。出现家庭矛盾和分歧时，切忌急躁、粗暴，尽可能体现出对孩子的关爱和理解，让孩子诉说自己的想法，充分沟通，避免导致亲子关系疏远和孩子心理创伤。

3. 创造和谐的家庭氛围

家庭成员的相互尊重、理解、信任、关心有利于创造和谐的家庭氛围。父母关系融洽、沟通良好是家庭氛围和谐的关键。为了家庭的幸福和子女的成长，父母应该不断地学习与对方的相处之道和子女的教育策略。

4. 乐观的精神和高尚的审美情趣

父母的乐观精神可以对子女产生巨大的感染力。父母应自觉克制来自生活、工作中的烦恼、伤感和忧郁，控制自己的不良性格，以乐观向上的精神风貌营造温馨的家庭氛围。另外，家长对物质生活的执着会对孩子的成长产生不良影响。比如对家庭陈设、衣着服饰、吃喝娱乐等的过度追求会让孩子形成对外在物质的重视，而容易忽视内在性格的培养。家长应注意避免这样的行为，给孩子做好榜样，在生活中多弘扬真、善、美的高尚情趣。

四、关注矮小孩子的心理问题

由于身高矮小，大部分矮小儿童都会出现不同程度的心理问题，包括性格内向、情绪不稳、社交退缩等。90％以上的矮小症患儿会有较为强烈的自卑心理，其情绪易受环境的影响而产生变化。由于生长速度与心理期望值存在一定的差距，情绪往往处于不稳定状态，经常患得患失。在日常生活中，绝大多数的矮小症患儿会觉得自己处处不如人，自惭形秽，往往比一般人更加敏感和缺乏自信。

学龄期患儿，由于矮小，怕遭同学讥笑而耻于与人交往，会产生压抑退缩情绪而变得孤立、离群，同学之间关系较差，并时有违纪行为，注意力经常不能集中，甚至影响学习。由于其外形较同龄人幼小，常受到家长的过分保护，往往缺少与他人交往和集体生活的机会，导致其在集体生活和社交能力方面明显落后于正常儿童，存在自我封闭现象（图 6-4-1）。

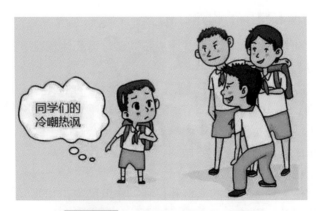

图 6-4-1　关注矮小儿童的心理问题

五、父母应助力矮小孩子摆脱自卑感

矮小儿童由于身高缺陷，容易有自卑感。帮助矮小儿童克服自卑感，可以从以下几个方面入手：

1.父母首先要认同自己的孩子，多鼓励和帮助孩子。父母切忌因为孩子的身高经常发牢骚，说嫌弃消极的话语。

2.告诉孩子应该自立自强，积极地融入集体中去。自立自强的人内心是强大的，积极地参加集体活动，可以让别人看到你的优点，结交更多的朋友，培养更多的兴趣爱好。

3.告诉孩子矮小是身高缺陷，但并不是全部。每个人都有自己的优点和缺点，身高矮小有缺憾，但也有优势，心脏负担小，容易长寿。短小精悍，小巧玲珑等都是对小的好评价。拿破仑、邓小平等是身材矮小但成就非凡的代表人物。矮小者只要具备乐观开朗、善良勇敢、知识渊博、文质彬彬、乐于助人等真善美的特质，只要能做出对社会有益的事情，也可以成为让人尊敬、羡慕、喜爱的对象。

六、参加"家庭心理辅导"

心理辅导可以引导矮小儿童建立健康的心理环境。因此，家长要尽可能多地了解儿童心理特点及有关心理疾病的知识，并对孩子的智力水平、兴趣爱好等有更全面的了解，不能盲目攀比、模仿，还要根据自己孩子的气质类型及特长兴趣因材施教。可以定期参加"家庭心理辅导"，建立满满快乐自信。

七、家长对孩子矮小的认识误区

1.认为有苗不愁长，孩子目前矮小没有关系，23 岁还窜一窜，可以等一等。如果孩子属于晚长的类型，可能会如家长所愿，但这种孩子的比例很低，如果错过了快速生长期，孩子骨骺软骨板骨化后，孩子的身高就无法再长高了，所以发现孩子身高矮小，应该及时就医，明确原因，进行针对性干预。

2.认为孩子矮小需要补，只要给他施肥，小苗就能长，因此给孩子频繁地购买增高药或者滋补品。孩子矮小的原因很多，如果是疾病原因导致的矮小，不针对疾病进行治疗，一味服用增高药或者滋补品也是徒劳无益的。

3.认为孩子矮小只要使用生长激素就完全可以长高。如果不是生长激素缺乏导致的矮小，而是其他原因引起的，比如甲状腺功能减退，使用生长激素是无法达到增高效果的。

4.认为孩子矮小是遗传因素决定的，也没啥好办法，听天由命。遗传决定身高的70%，还有 30% 的身高增长跟后天的营养、运动、睡眠等因素有关，科学的养育可使孩子身高多长 10 cm 以上。

第七章　中医外治疗法促进孩子生长发育

第一节　儿童经络特点

一、经络系统的组成和作用

经络系统由经脉和络脉组成，其中经脉包括十二经脉、奇经八脉，以及附属于十二经脉的十二经别；络脉包括十五络脉和难以计数的浮络、孙络等（图7-1-1）。

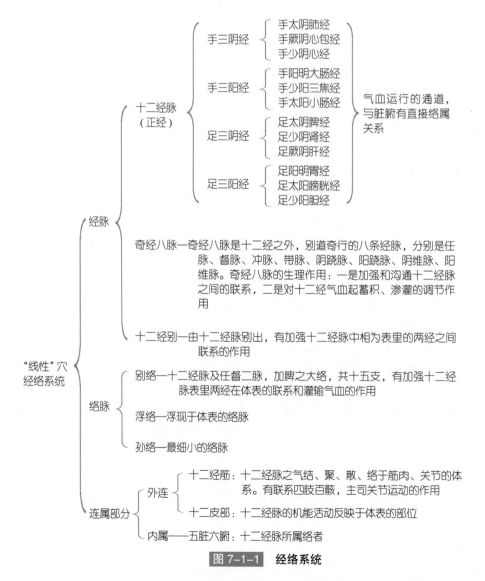

图 7-1-1　经络系统

经络系统密切联系周身的组织和脏器，沟通四肢百骸、五官九窍、皮肉筋骨。在生理、病理和防治疾病方面都起着重要的作用。《黄帝内经》指出："经脉者，所以决死生，处百病，调虚实，不可不通。"这概括说明了经络系统有三方面的功能：①运行气血、濡养周身的功能；②抗御病邪、保卫机体的功能；③传导感应、调整虚实的功能。

二、儿童经络的特点

"小儿百脉，汇于两掌"，小儿推拿的穴位多集中在手上。儿童五指上的经络通过不同的排列组合，就可以治疗百病，再配以合适的推拿手法和力度，就能发挥出各种不同的治疗作用。小儿五指螺纹面对应不同的经络：大拇指对应脾经；示指对应肝经；中指对应心经；环指对应肺经；小指对应肾经。

儿童有的穴位是线性的，如手臂阴面中间从腕横纹到肘横纹的线是天河水，推天河水可以清孩子体内的热毒，驱杀邪气，手臂阳面靠大拇指侧从腕横纹到肘横纹的线是三关，体弱多病的孩子最适合推三关。手臂阳面靠小指侧从腕到肘的线是六腑，热毒侵犯咽喉时推六腑，效果立竿见影。这样的"线性"的穴位还有天门、上下七节骨等（图7-1-2）。

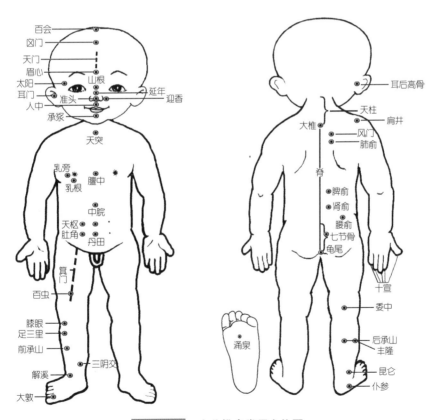

图 7-1-2　小儿推拿常用穴位图

三、儿童经络的操作原则

1.力度由轻到重，皮肤微微发红为度。

2.推拿手法常和具体穴位结合在一起使用。

3.操作时可配合介质，如姜汁、按摩油等。

4.操作顺序先头面，其次上肢，再次胸腹腰背，最后是下肢。

四、儿童经络的基本操作手法

1.推法

用拇指或示、中两指的指腹，在小儿所取穴位或肌肤上做单方向的直线或环旋推动，称为推法。常用推法包括直推法、分推法、合推法、旋推法。

2.揉法

用掌根、大鱼际、小鱼际或拇指、中指、示指、环指指腹，吸定于小儿所取穴位或肌肤上，做轻柔、和缓的顺时针或逆时针环旋揉动，称为揉法。根据用力部位不同，分为掌揉法、鱼际揉法、指揉法。

3.按法

用手掌面或手指指面按压在小儿所取穴位或肌肤上，逐渐向下用力，按而保持一定时间，称为按法。根据用力部位不同，分为掌按法、拇指按法和中指按法。

4.摩法

用手掌面或示、中、环、小指四指面，在小儿所取穴位或肌肤上做环形而有节律的抚摩动作，称为摩法。根据用力部位不同，分为掌摩法、指摩法两种。

5.掐法

用拇指指甲垂直向下掐小儿所取穴位或肌肤的一种强刺激方法，称为掐法。

6.挤捏法

用双手拇指、示指指面捏住小儿所取部位的肌肤或穴位，双手相对用力挤捏，称为挤捏法。

7.拿法

用大拇指和示、中指，或用大拇指和其余四指作对称地用力，提拿一定部位和穴位，进行一紧一松的拿捏。

8.运法

用拇指或示指、中指指腹在小儿所取穴位上，做弧形或环形移动，称为运法。

五、使用儿童经络的注意事项

1.操作者手指甲要修剪圆润，长短适宜，防止伤及小儿。

2.操作者两手要保持清洁、温暖。天气冷时，应搓热后再操作，以免手凉刺激患儿，影响治疗。

3.室内温度保持26℃左右为宜，不宜过冷过热，空气要流通，环境要安静。

4.推拿穴位时，一般配用推拿介质，以防擦伤小儿肌肤。

5.手法要轻快柔和，平稳着实，应先用轻柔手法，先争取小儿配合，再进行治疗。

6.治疗过程中要态度和蔼、细心，要有耐心，要密切观察小儿。

第二节　儿童生长缓慢的中医辨证

一、儿童生长缓慢的中医病因病机

中医将生长缓慢归属于五迟、五软、胎弱、胎怯、虚劳、童子痨等疾病。从中医来看，儿童生长缓慢原因无非内外两端，总体归为先天不足和后天失养。外因多为饮食不调、情志抑郁等，内因多先天肾精不足，后天脾胃虚弱，而致生化乏源，气血虚弱，肌肉筋骨失于濡养，故而生长缓慢。病位主要在脾、肾，病性属虚，常见证型有脾肾两虚证、肾精亏虚证、脾胃虚弱证。

二、儿童生长缓慢的中医辨证

脾肾两虚证为先天不足，肾精亏虚，后天脾胃失养，生化乏源，气血亏虚，不能濡养先天，故见先、后天俱不足，脾肾两虚证，临床可见身高矮小，体重不足，消瘦，乏力，面色无华或苍白，肌肉松软，遗尿，食欲缺乏，大便溏薄，舌质淡，苔白或白腻，指纹淡红，脉沉弱。

肾精亏虚证为先天不足，肾精亏虚，骨骼发育不良，囟门闭合延迟，出牙延迟缓慢，肌肉松软，站立、行走晚，头发稀疏色黄无光泽，面色无华，遗尿，粪便稀，舌质淡，苔薄白，指纹淡红，脉沉弱。

脾胃虚弱证为后天不足，脾胃失养，气血生化乏源，临床可见消瘦，乏力，面色无华，肌肉松软，食欲缺乏，粪便溏薄，舌质淡，苔薄白或白腻，指纹淡红，脉细弱。

第三节　中医外治法促进长个

一、促进生长的推拿手法

推拿是通过手法作用于儿童经络穴位，调整脏腑功能，促进气血化生，从而达到促进生长发育作用。促进小儿生长的推拿手法有平肝经、补脾经、补肾经、顺摩腹、揉上下增高穴、揉百会、揉足三里、揉涌泉、刺激四肢长骨端、擦揉身柱穴、捏脊、背骶拉伸等。

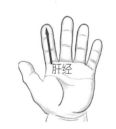
图 7-3-1　平肝经

平肝经：将小儿示指自然伸开，从示指末节直推向指尖，操作200~300次（图 7-3-1）。

补脾经：将小儿拇指微屈，在拇指外侧缘由指尖直推到指根（也可旋推拇指末节螺纹面），操作 300~500 次（图 7-3-2）。

补肾经：将小儿小指自然伸开，从小指指尖直推向指根或旋推小指末节螺纹面，操作200~300次（图 7-3-3）。

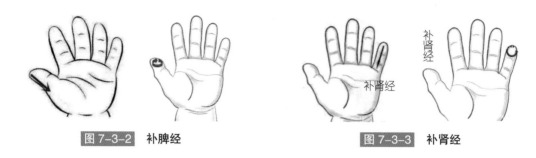

图 7-3-2　补脾经　　　　　　　　　　　　　　图 7-3-3　补肾经

　　顺摩腹：用全手掌顺时针摩动腹部，操作 3~5 min（图 7-3-4 ）。

　　揉上下增高穴：用拇指端或中指端揉小儿手掌第四、第五掌骨之间，握拳时小指尖所触之处上 1 寸、2 寸，每处按揉 1~2 min（图 7-3-5 ）。

　　揉百会穴：用拇指端或中指端揉小儿头顶正中、两耳尖连线的交点，按揉 1~2 min（图 7-3-6 ）。

　　揉足三里：用拇指端或中指端揉小儿外膝眼下 3 寸、胫骨外侧约一横指处，按揉 1~2 min（图 7-3-7 ）。

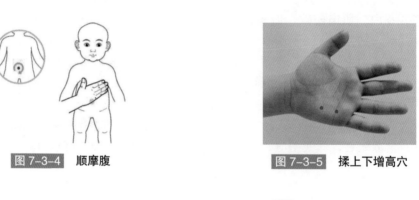

图 7-3-4　顺摩腹　　　　　　　　　　　　　图 7-3-5　揉上下增高穴

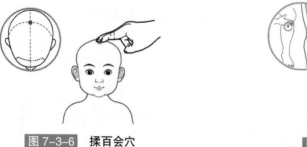

图 7-3-6　揉百会穴

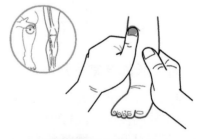

图 7-3-7　揉足三里

　　揉涌泉穴：用拇指端揉足掌心人字缝、前 1/3 与后 2/3 交界处，按揉 1~2 min（图 7-3-8 ）。

　　刺激四肢长骨端：用空拳或空掌拍打、叩打小儿髋关节、膝关节、踝关节、肘关节周围处肌肉 15~30 次。

　　擦揉身柱穴：用拇指端或中指端揉第三胸椎棘突下凹陷处 1~2 min；用小鱼际或手掌面横擦该处，擦热为宜（图 7-3-9 ）。

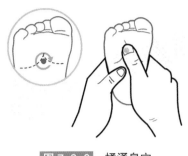

图 7-3-8　揉涌泉穴

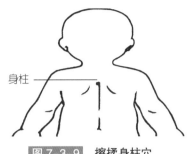

图 7-3-9　擦揉身柱穴

　　捏脊、背骶拉伸：用示指、中指两指面或掌根从上往下推脊 11~15 次；用捏法从下往上捏提捻推夹脊穴 9~12 次；一手固定小儿腰骶部，另一手扶住小儿下肢向下牵拉 3~5 次，每次牵伸 30 s 至 1 min（图 7-3-10）。

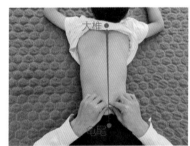
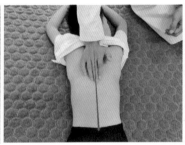
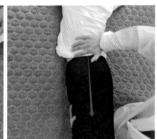

图 7-3-10　捏脊、背骶拉伸

二、促进生长的艾灸方法

　　艾灸法通过对穴位的温热刺激，可以激发阳气，调整气血，促进生长发育。

　　取穴：身柱穴、百会穴、涌泉穴、足三里（图 7-3-11）。

　　操作：采取温和灸施灸每穴，每穴施灸 5~10 min。

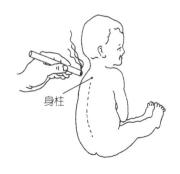
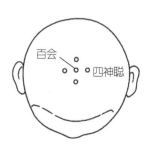
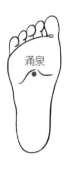
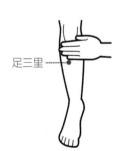

图 7-3-11　促生长艾灸法

三、促进生长的足浴法

中药足浴通过对双足的药物浸泡，促进气血运行，有辅助增高的作用。

用药：益智仁 10 g、茯苓 12 g、黄芪 15 g、当归 12 g、薏苡仁 15 g、伸筋草 15 g、麦芽 15 g、甘草 8 g、鸡血藤 12 g、何首乌 15 g。

操作：将中药煎煮后倒入盆中，药液没过踝关节，每次足浴 10~15 min。

四、促进生长的穴位贴敷法

穴位贴敷通过对穴位的刺激，可调整脏腑功能，改善脾胃状态和气血运行，辅助增高。

取穴：涌泉、足三里、曲池、神阙（图 7-3-12）。

操作：将助长贴贴至选穴处，每次贴敷 6~12 h。

五、促进生长的耳穴贴压法

耳穴贴压通过对耳部穴位的刺激，可调节脏腑功能和内分泌，加快气血运行，辅助增高。

取穴：垂体、脑干、肾上腺、内分泌、肝、脾、肾、三联豆（图 7-3-13）。

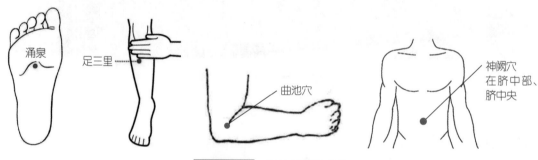

图 7-3-12 促生长贴敷穴位

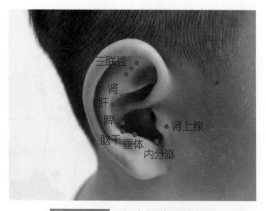

图 7-3-13 促生长贴压耳穴位

操作：用王不留行或磁珠贴压每穴，每次贴压 2~3 天，贴压期间每天按压刺激贴压穴处 3~5 次。

第四节 常用外治法帮你解决孩子难题

一、多汗

汗证是指小儿在正常环境和安静状态下，全身或局部无故出汗过多，甚则大汗淋漓的一种病证。小儿由于新陈代谢旺盛，肌肤腠理疏松，较成人易出汗。饮食过热，或衣被过暖，或活动剧烈，或天气炎热，均可致出汗较多，此属正常表现。

外治疗法：

1. 贴敷疗法

五倍子粉适量，混水或或醋调成糊状，每晚临睡前敷神阙穴，用橡皮膏固定，可治疗盗汗（图 7-4-1）。

2. 扑粉法

龙骨、牡蛎粉适量，每晚临睡前外扑。用于自汗、盗汗。

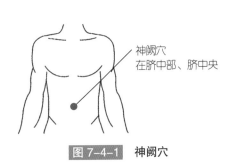

神阙穴
在脐中部、脐中央

图 7-4-1 神阙穴

二、反复呼吸道感染

反复呼吸道感染是指小儿 1 年内上呼吸道感染及下呼吸道感染次数增多，超过了一定范围，称为反复呼吸道感染，简称复感儿。反复呼吸道感染是小儿时期的常见病。一年四季均可发病，冬春季多见，夏天有自然缓解的趋势，一般到学龄期前后感染次数明显减少。本病多见于 6 个月 ~6 岁的小儿，其中 1~3 岁的幼儿最为常见。本病具有反复感染、迁延难愈的特点，易发生慢性鼻炎、咳嗽等疾患，严重影响小儿的生长发育与身心健康。

外治疗法：

1. 捏脊疗法

具有调阴阳、理气血、和脏腑、通经络的作用，可提高患儿免疫力，增强体质，防治反复呼吸道感染。每天 1 次，每周治疗 4~5 天，4 周为 1 个疗程（图 7-4-2）。

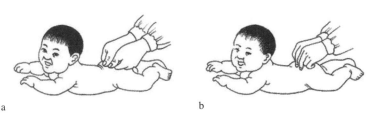

a   b

图 7-4-2 捏脊疗法

a.拇指在前位捏脊；b.拇指在后位捏脊

2.推拿疗法

补脾经、补肺经、揉肾经。用于反复呼吸道感染多汗者（图7-4-3）。

3.耳穴贴压法

取穴咽喉、气管、肺、大肠、脾、肾、内分泌、神门、脑干、耳尖（放血）。先将耳廓皮肤用75%乙醇棉球消毒，取0.4 cm×0.4 cm方形胶布，中心贴1粒王不留行籽，对准耳穴贴压，用手轻按片刻，每治疗6日为1个疗程（图7-4-4）。

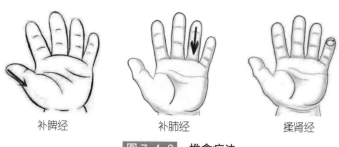

| 补脾经 | 补肺经 | 揉肾经 |

图7-4-3　推拿疗法

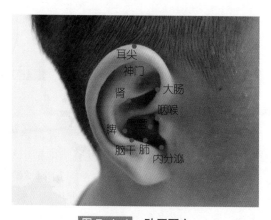

图7-4-4　贴压耳穴

三、腹泻

腹泻是以排便次数增多、粪质稀薄或如水样为主症的一种小儿常见的脾胃系疾病。一年四季均可发病，尤以夏秋季为多。发病年龄以婴幼儿为主，其中6个月至2岁的小儿发病率最高。本病轻者预后良好，若久泻迁延不愈者，常可导致营养不良，亦可导致小儿免疫力低下，易于罹患其他疾病，影响小儿健康生长发育。

外治疗法：

1.灸法

取足三里、中脘、神阙。艾灸或隔姜灸。用于脾虚泻、脾肾阳虚泻（图7-4-5）。

2.推拿疗法

（1）清大肠、清板门、清补脾土、退六腑、拿肚角、上推七节骨、按揉足三里，治疗实证泄泻（图7-4-6）。

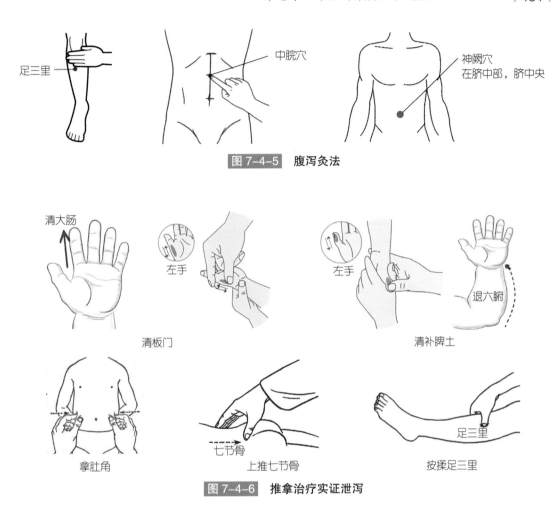

图 7-4-5 腹泻灸法

图 7-4-6 推拿治疗实证泄泻

（2）补脾土、补大肠、推上三关、摩腹、上推七节骨、捏脊，治疗虚证泄泻（图7-4-7）。

3.贴敷疗法

（1）用五倍子、干姜各10g，吴茱萸、丁香各5g，共研细末，用白酒调和，贴敷神阙穴，纱布覆盖固定。用于虚寒泄泻。

（2）丁香1份，肉桂2份，共研细末。每次1~2g，姜汁调成糊状，敷于神阙穴，外用胶布固定。用于虚寒泄泻（图7-4-8）。

4.熏洗法

鬼针草30g，加水适量。煎煮后倒入盆内，先熏蒸、后浸泡洗涤双足，每日2~4次，连用3~5日（图7-4-9）。

四、便秘

便秘是指粪便干燥坚硬，秘结不通，排便时间间隔延长，或虽有便意但排出困难的一种病证。便秘可发生于任何年龄，一年四季均可发病。由于排便困难，部分患儿可出现食

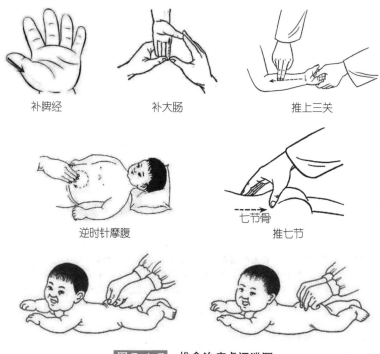

补脾经　　　　　　补大肠　　　　　　推上三关

逆时针摩腹　　　　　　七节骨　推七节

图 7-4-7　推拿治疗虚证泄泻

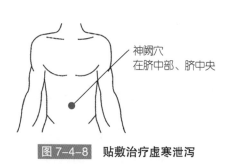

神阙穴
在脐中部、脐中央

图 7-4-8　贴敷治疗虚寒泄泻

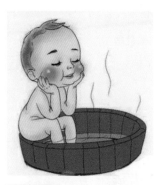

图 7-4-9　熏洗法治疗腹泻

欲缺乏，睡眠不安，或由于便时用力，引起肛裂、脱肛或痔疮。若便秘长期未能得到有效治疗，可影响患儿生长发育及身心健康。

外治疗法：

1. 耳穴贴压法

常用穴为直肠下段、大肠、便秘点（图 7-4-10）。

2. 推拿疗法

（1）清大肠、退六腑、清补脾土、运内八卦、摩腹、按揉足三里、下推七节骨。用于实证便秘（图 7-4-11）。

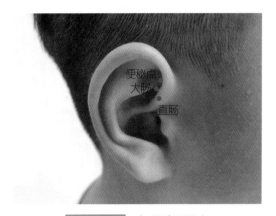

图 7-4-10　便秘贴压耳穴

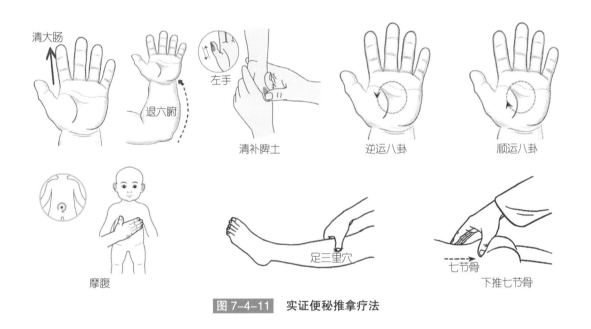

图 7-4-11　实证便秘推拿疗法

（2）补脾土、补肾水、清大肠、推上三关、摩腹、捏脊。用于虚证便秘（图 7-4-12）。

3.贴敷疗法

大黄研磨为细末，装瓶备用，每次取 3 g，用温水调成饼状贴于脐部神阙穴，用胶布或纱布固定。用于实证便秘（图 7-4-13）。

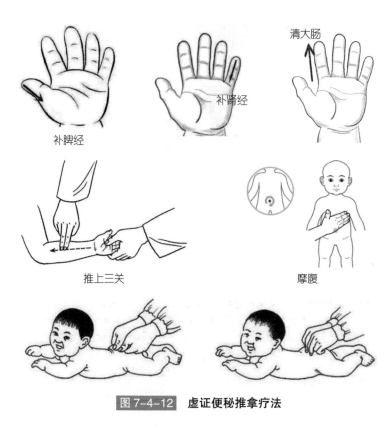

图 7-4-12　虚证便秘推拿疗法

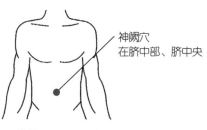

图 7-4-13　贴敷疗法治疗实证便秘

五、疳证

疳证是由喂养不当，或多种疾病影响，导致脾胃受损，气液耗伤，而形成的一种慢性病证。临床以形体消瘦，面色无华，毛发干枯，精神萎靡或烦躁不安，饮食异常，大便不调为特征。本病无明显季节性，好发于 5 岁以下，尤以婴幼儿多见。本病经过及时治疗、合理调护，多数预后良好；若病程迁延，易出现兼证，影响小儿生长发育。

外治疗法：

1.推拿疗法

补脾经 200 次；清大肠经 300 次；揉板门 200 次；运内八卦 100 次；摩腹 3 min；揉中脘、天枢、足三里各 1 min；推四横纹 3 min（图 7-4-14）。

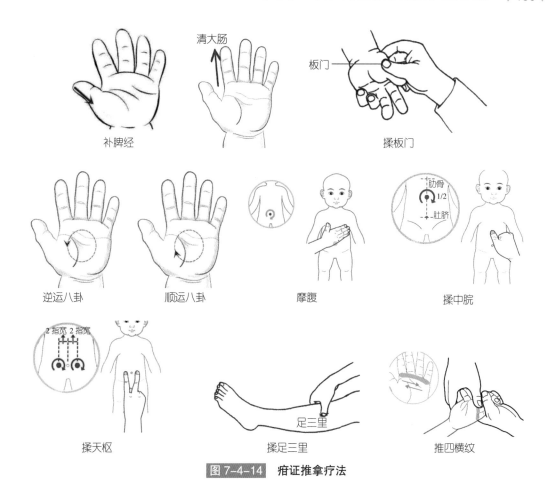

图 7-4-14　疳证推拿疗法

2.捏脊疗法

每日 1 次，6 日为 1 个疗程（图 7-4-15）。

3.贴敷疗法

莱菔子适量，研末，阿魏调和。敷于伤湿止痛膏上，外贴于神阙穴。每日 1 次，连用 7 日为 1 个疗程（图 7-4-16）。

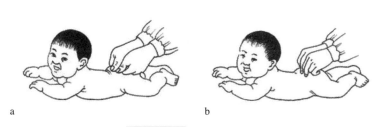

a　　　　　　　　　　　　b

图 7-4-15　疳证捏脊法

a.拇指在前位捏脊；b.拇指在后位捏脊

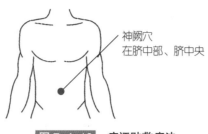

图 7-4-16　疳证贴敷疗法

六、厌食

厌食是小儿时期常见的一种脾胃病证，临床以较长时期食欲缺乏，食量减少，甚则厌恶进食为特征。本病一年四季均可发生，夏季时症状更为明显。发病年龄以 1~6 岁多见。患儿除食欲缺乏外，一般无特殊不适，预后良好。但长期不愈者，可使气血生化乏源，抗病能力下降，而易罹患他病，甚或日渐消瘦转为营养不良。

外治疗法：

1. 推拿疗法

补脾经、运内八卦、推四横纹、摩腹、分推腹阴阳、揉足三里（图 7-4-17）。

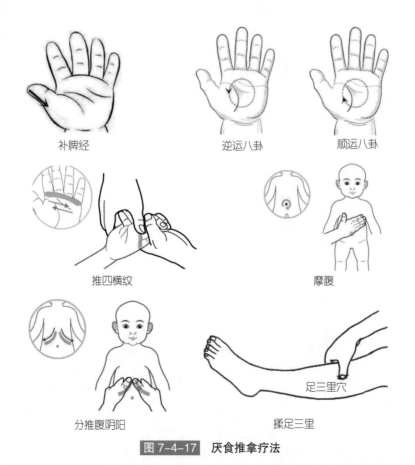

补脾经　　逆运八卦　　顺运八卦

推四横纹　　摩腹

分推腹阴阳　　揉足三里

图 7-4-17　厌食推拿疗法

2.耳穴贴压法

主穴取脾、胃、神门、皮质下（图7-4-18）。

3.药袋疗法

高良姜、青皮、陈皮、荜拨、荜澄茄、苍术、薄荷、蜀椒各等量，研为细末，做成香袋，佩戴于胸前（图7-4-19）。

4.贴敷疗法

丁香、吴茱萸各30 g，肉桂、细辛、木香各10 g，白术、五倍子各20 g，共研末，取药粉5~10 g，用酒或生姜汁调成糊状，外敷神阙穴（图7-4-20）。

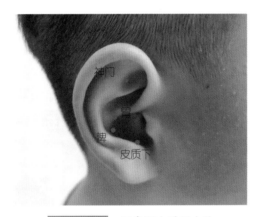

图7-4-18　厌食耳穴贴压穴位

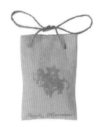

图7-4-19　厌食治疗使用药袋

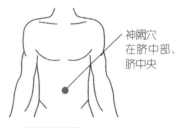

图7-4-20　厌食贴敷穴位

七、积滞

积滞是由于乳食喂养不当，食停中脘，积而不化、气滞不行所形成的一种脾胃病证。临床以不思乳食，食而不化，脘腹胀满，嗳气酸腐，排粪便不调为特征。本病一年四季均可发生，尤以夏秋季发病率较高。各年龄段均可发病，常以婴幼儿多见，特别是禀赋不足、脾胃虚弱以及人工喂养的婴幼儿更易罹患。一般预后良好，但若经久不愈，迁延失治，则影响小儿营养吸收和生长发育，而转化为营养不良（疳证）。

外治疗法：

1. 罨包法

玄明粉 3 g，胡椒粉 0.5 g。共研细粉，置于神阙穴，外盖纱布，胶布固定。每日换药1次。用于乳食内积证。

2. 贴敷疗法

六神曲、麦芽、山楂各 30 g，槟榔、大黄各 10 g，芒硝 20 g。共研细末，以麻油调上药，敷于中脘、神阙穴，先热敷 5 min 后继续保留 24 h。隔日 1 次，3 次为 1 个疗程。用于食积化热证（图 7-4-21）。

3. 推拿疗法

（1）清胃经，揉板门，运内八卦，推四横纹，按揉中脘、足三里，推下七节骨，分腹阴阳。配合捏脊。用于乳食内积证（图 7-4-22）。

（2）以上取穴，加清天河水、清大肠。烦躁不安加清心平肝，揉曲池。配合捏脊。用于食积化热证（图 7-4-23）。

（3）补脾经，运内八卦，摩中脘，清补大肠，揉按足三里。配合捏脊。用于脾虚夹积证（图 7-4-24）。

4. 耳穴贴压法

取胃、大肠、神门、交感、脾。每次选 3~4 穴，用王不留行籽贴压，左右交替，每日按压 3~4 次（图 7-4-25）。

八、久咳

慢性咳嗽是指咳嗽时间持续大于 8 周，X 线胸片无明显肺疾病证据的咳嗽，咳嗽往往是患者唯一就诊症状。慢性咳嗽是呼吸系统常见的临床症状之一。中医称之为久咳。久咳不愈，肺气不利，常有脾胃虚弱或肾水不足等因素，日久影响气血生化，导致营养不良，影响儿童健康发育。

外治疗法：

1. 推拿疗法

（1）肺脾气虚咳嗽：补脾经，推三关，推小横纹，推四横纹，揉膻中，揉气海，顺摩腹，揉足三里，擦揉肺俞，擦揉脾俞，上捏脊（图 7-4-26）。

（2）阴虚咳嗽：清补脾经，清肺经，推小横纹，揉二马，顺运内八卦，清大肠，补肾经，揉膻中，揉涌泉，擦揉肺俞，擦揉肾俞（图 7-4-27）。

2. 灸法

肺俞、脾俞、太渊、膏肓、足三里、丰隆。温和灸，1 日 1 次。适用于肺脾气虚咳嗽（图 7-4-28）。

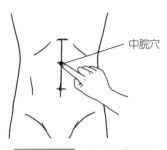

图 7-4-21 积滞贴敷穴位

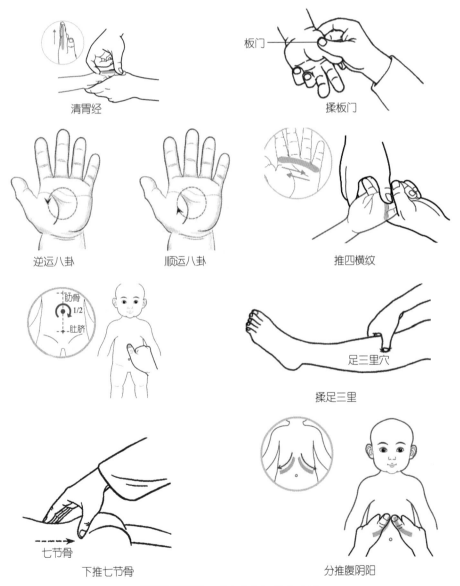

图 7-4-22 乳食内积证推拿疗法

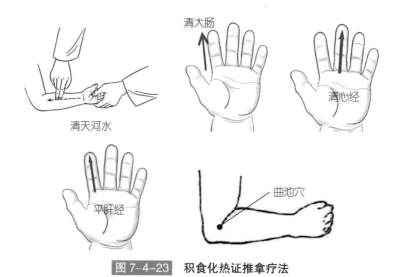

清天河水　　清大肠　　清心经

平肝经　　曲池穴

图 7-4-23　积食化热证推拿疗法

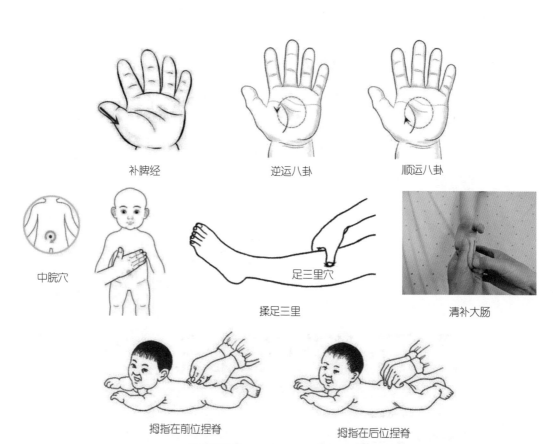

补脾经　　逆运八卦　　顺运八卦

中脘穴　　足三里穴

揉足三里　　清补大肠

拇指在前位捏脊　　拇指在后位捏脊

图 7-4-24　脾虚夹积证推拿疗法

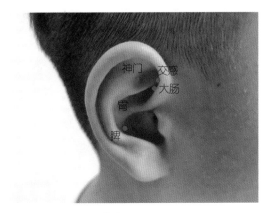

图 7-4-25 积滞贴压耳穴

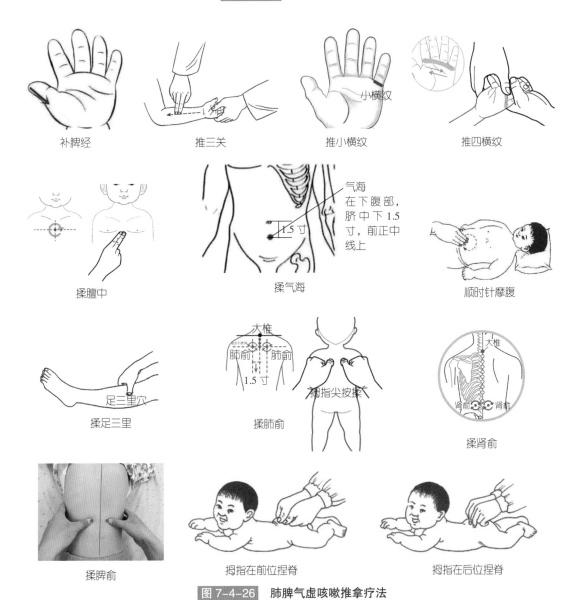

图 7-4-26 肺脾气虚咳嗽推拿疗法

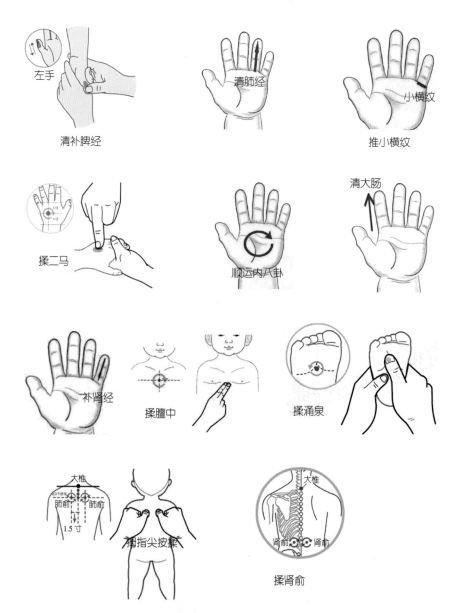

左手
清补脾经

清肺经

小横纹
推小横纹

揉二马

顺运内八卦

清大肠

补肾经

揉膻中

揉涌泉

大椎
肺俞　肺俞
1.5寸
拇指尖按揉

大椎
肾俞　肾俞
揉肾俞

图 7-4-27　阴虚咳嗽推拿疗法

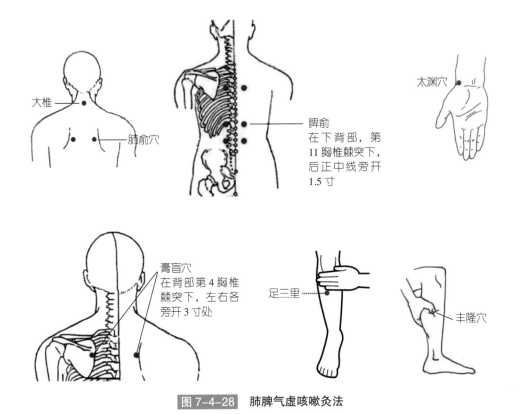

图 7-4-28 肺脾气虚咳嗽灸法

九、贫血

营养性缺铁性贫血是由于体内铁元素缺乏致使血红蛋白合成减少而引起的一种小细胞低色素性贫血。本病多见于婴幼儿，尤以 6 个月至 2 岁最为常见。临床表现因贫血程度不同而异，轻者可无自觉症状，中度以上者可出现头晕乏力、纳呆、烦躁等症，并有不同程度的面色苍白，指甲、口唇和睑结膜苍白。本病一般预后较好，但长期贫血，脏腑失养，抗病能力弱，影响儿童生长发育。

外治疗法：

1. 推拿疗法

推补脾经，推三关，补心经，分推手阴阳，运内八卦，揉足三里，摩腹，揉血海，捏脊。每日 1 次，10 天为 1 个疗程，每个疗程后休息 3~5 天继续治疗（图 7-4-29）。

2. 灸法

主穴取膈俞、足三里、隐白、三阴交，配穴取气海、命门。温和灸法，每日 1 次。10 天为 1 个疗程（图 7-4-30）。

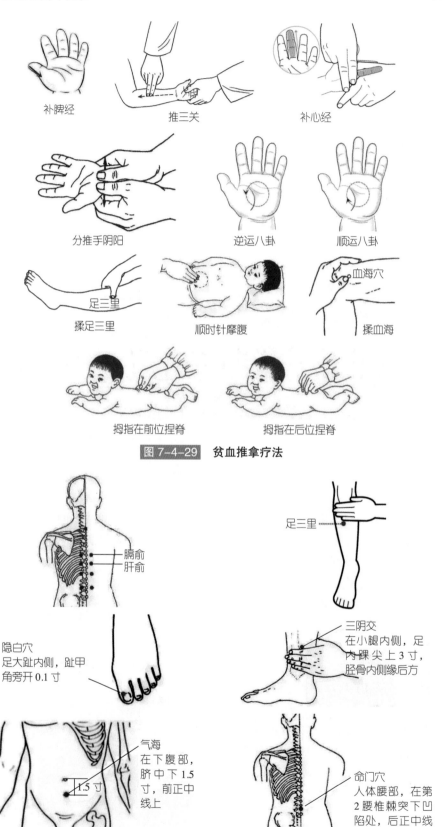

补脾经　　推三关　　补心经

分推手阴阳　　逆运八卦　　顺运八卦

揉足三里　　顺时针摩腹　　血海穴　揉血海

足三里

拇指在前位捏脊　　拇指在后位捏脊

图 7-4-29　**贫血推拿疗法**

膈俞
肝俞

隐白穴
足大趾内侧，趾甲
角旁开 0.1 寸

三阴交
在小腿内侧，足
内踝尖上 3 寸，
胫骨内侧缘后方

气海
在下腹部，
脐中下 1.5
寸，前正中
线上

命门穴
人体腰部，在第
2 腰椎棘突下凹
陷处，后正中线
上

图 7-4-30　**贫血灸法**

十、夜啼

婴儿入夜啼哭不安，时哭时止，或每夜定时啼哭，甚则通宵达旦，但白天如常的一种病证。多见于新生儿及婴儿。啼哭是新生儿及婴儿的一种正常生理活动，是表达要求或痛苦的方式。因此，饥饿、惊恐、尿布潮湿、衣被过热或过冷等均可引起啼哭，而此时若喂以乳食、安抚亲昵、更换潮湿尿布、调节冷暖后，啼哭即可停止，不属病态。由于疾病引起啼哭，应当治疗原发病。这里讨论的夜啼是夜间不明原因的反复啼哭。

外治疗法：

1. 灸法

将艾条燃着后在神阙穴周围温灸，不能触到皮肤，以皮肤潮红为度。每日 1 次，连灸 7 日。用于脾虚中寒证（图 7-4-31）。

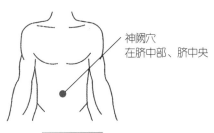

神阙穴
在脐中部、脐中央

图 7-4-31　夜啼灸穴位

2. 推拿疗法

（1）分推手阴阳，运八卦，平肝木，揉百会，揉安眠（翳风与风池连线之中点）。寒啼加补脾土、摩腹、揉足三里、关元；热啼加掐总筋，揉小天心，泻小肠；惊啼加掐神门、揉印堂、太冲（图 7-4-32）。

（2）揉百会、四神聪、前囟门、风池（双），由轻到重（前囟门用力要轻），交替进行。患儿惊哭停止后，继续按摩 2~3 min。用于惊恐神伤夜啼（图 7-4-33）。

3. 热熨法

干姜粉、艾叶适量，炒热布包，熨小腹，从上至下，反复多次。用于脾虚中寒证（图 7-4-34）。

4. 贴敷疗法

丁香、肉桂、吴茱萸等量。研细末，置于普通膏药上，贴于脐部。用于脾虚中寒证。新生儿及婴儿用醋调或水调直接敷于脐部，避免膏药损伤皮肤（图 7-4-35）。

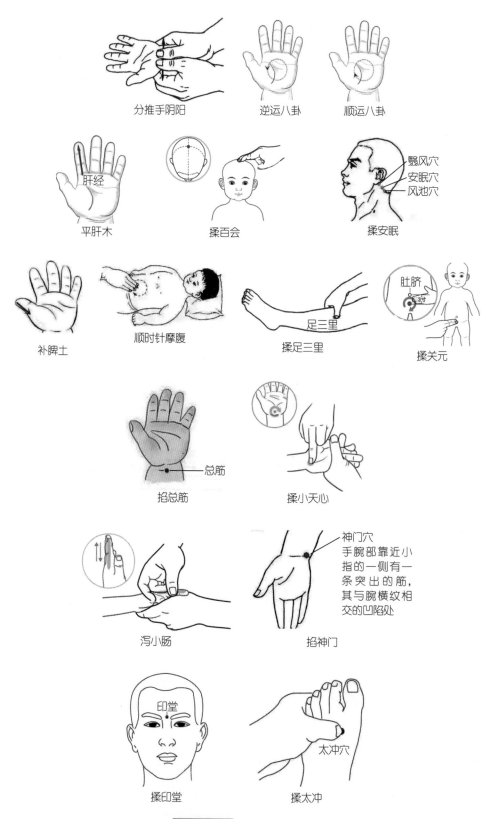

图 7-4-32　夜啼推拿疗法

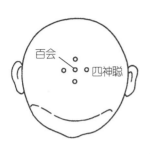
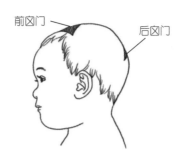
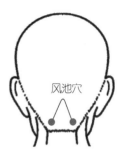

图 7-4-33 惊恐神伤夜啼推拿疗法

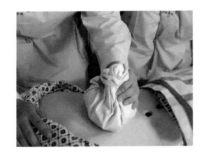

图 7-4-34 夜啼热熨法

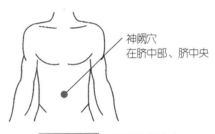

图 7-4-35 夜啼贴敷疗法

附　录

一、早产儿 Fenton 曲线 – 男孩

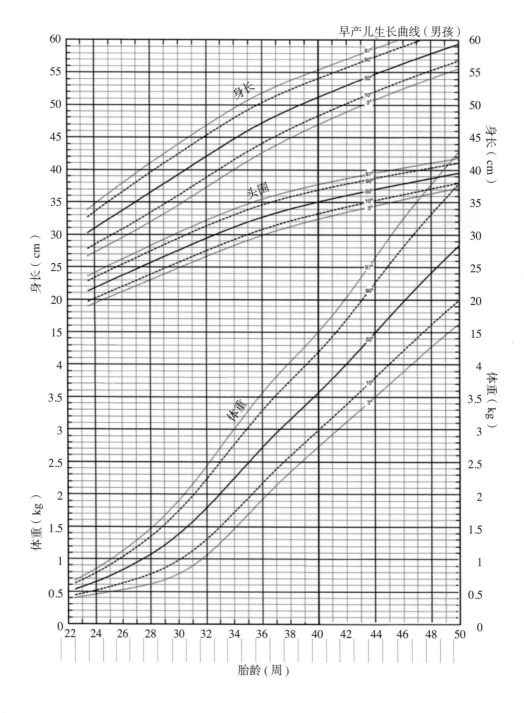

二、早产儿 Fenton 曲线 – 女孩

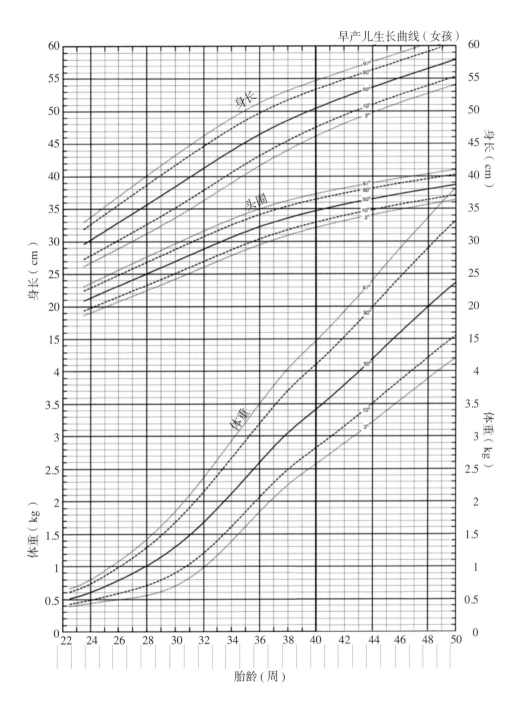

三、中国宝宝 0~3 岁身长、体重百分位曲线图 – 男孩（注：根据 2005 年九省 / 市儿童体格发育调查数据研究制定）

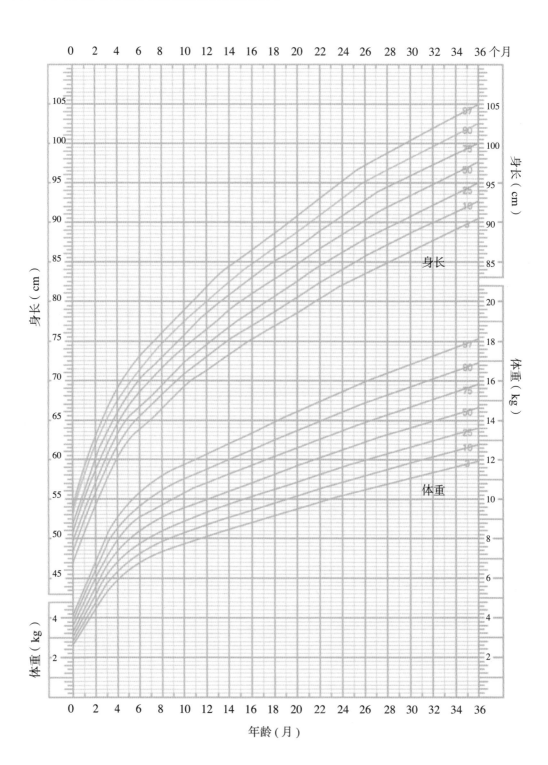

年龄（月）

四、中国宝宝0~3岁身长、体重百分位曲线图 – 女孩（注：根据2005年九省／市儿童体格发育调查数据研究制定）

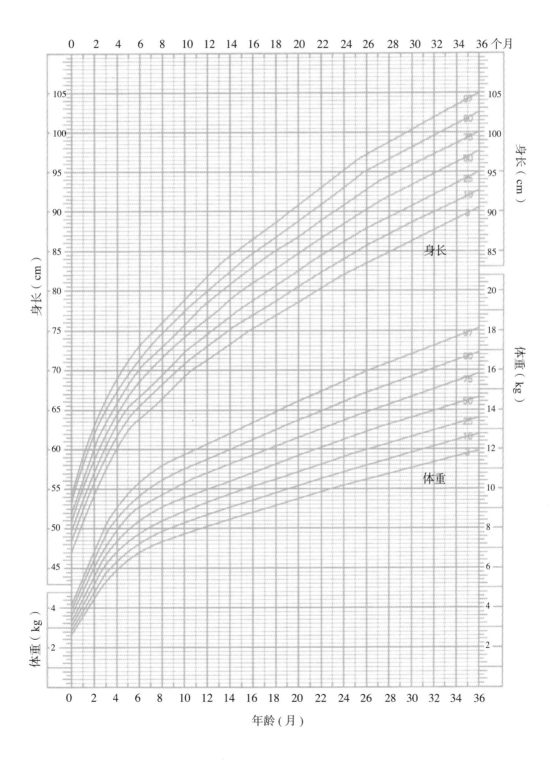

五、7 岁以下男童年龄别身长 / 身高的百分位数值（国家卫健委发布从 2023 年 3 月 1 日起施行最新版）

（单位为厘米）

年龄	P3	P10	P25	P50	P75	P90	P97
0 个月	47.64	48.7	49.9	51.2	52.5	53.6	54.8
1 个月	51.3	52.5	53.8	55.1	56.5	57.7	59.0
2 个月	54.9	56.2	57.5	59.0	60.4	61.7	63.0
3 个月	58.0	59.4	60.7	62.2	63.7	65.1	66.4
4 个月	60.5	61.9	63.3	64.8	66.4	67.8	69.1
5 个月	62.5	63.9	65.4	66.9	68.5	69.9	71.3
6 个月	64.2	65.7	67.1	68.7	70.3	71.8	73.2
7 个月	65.7	67.2	68.7	70.3	71.9	73.4	74.9
8 个月	67.1	68.6	70.1	71.7	73.4	74.9	76.4
9 个月	68.3	69.8	71.4	73.1	74.7	76.3	77.8
10 个月	69.5	71.0	72.6	74.3	76.0	77.6	79.1
11 个月	70.7	72.2	73.8	75.5	77.3	78.8	80.4
1 岁	71.7	73.3	74.9	76.7	78.5	80.1	81.6
1 岁 1 个月	72.8	74.4	76.0	77.8	79.6	81.2	72.8
1 岁 2 个月	73.8	75.4	77.1	78.9	80.7	82.4	84.0
1 岁 3 个月	74.8	76.5	78.1	80.0	81.8	83.5	85.1
1 岁 4 个月	75.8	77.5	79.2	81.0	82.9	84.6	86.3
1 岁 5 个月	76.8	78.5	80.2	82.1	84.0	85.7	87.4
1 岁 6 个月	77.7	79.4	81.2	83.1	85.0	86.8	88.5
1 岁 7 个月	78.6	80.4	82.1	84.1	86.1	87.8	89.6
1 岁 8 个月	79.6	81.3	83.1	85.1	87.1	88.9	90.6
1 岁 9 个月	80.5	82.3	84.1	86.1	88.1	89.9	91.7
1 岁 10 个月	81.4	83.2	85.0	87.0	89.1	90.9	92.7
1 岁 11 个月	82.2	84.1	85.9	88.0	90.0	91.9	93.7
2 岁	82.4	84.2	86.1	88.2	90.3	92.2	94.0
2 岁 3 个月	84.8	86.7	88.6	90.8	93.0	94.9	96.8
2 岁 6 个月	87.0	88.9	91.0	93.2	95.4	97.4	99.4
2 岁 9 个月	89.0	91.0	93.1	95.4	97.7	99.8	101.8
3 岁	90.9	93.0	95.1	97.5	99.9	102.0	104.1
3 岁 3 个月	92.7	94.8	97.0	99.5	101.9	104.1	106.2
3 岁 6 个月	94.4	96.6	98.8	101.3	103.8	106.1	108.3
3 岁 9 个月	96.0	98.3	100.6	103.1	105.7	108.0	110.2
4 岁	97.6	99.9	102.3	104.9	107.5	109.8	112.2
4 岁 3 个月	99.2	101.6	104.0	106.6	109.3	111.7	114.1

（续表）

年龄	P3	P10	P25	P50	P75	P90	P97
4 岁 6 个月	100.8	103.2	105.7	108.4	111.1	113.6	116.0
4 岁 9 个月	102.4	104.9	107.4	110.2	113.0	115.5	117.9
5 岁	104.1	106.6	109.1	112.0	114.8	117.4	119.9
5 岁 3 个月	105.7	108.2	110.9	113.7	116.6	119.2	121.8
5 岁 6 个月	107.2	109.9	112.5	115.5	118.4	121.1	123.7
5 岁 9 个月	108.8	111.4	114.1	117.1	120.2	122.9	125.5
6 岁	110.3	113.0	115.7	118.8	121.9	124.6	127.3
6 岁 3 个月	111.7	114.5	117.3	120.4	123.5	126.3	129.1
6 岁 6 个月	113.1	116.0	118.8	122.0	125.2	128.0	130.8
6 岁 9 个月	114.5	117.4	120.3	123.5	126.7	129.6	132.5

注：2 岁以下适用身长，2~7 岁以下适用身高，年龄为整月或整岁。

六、7 岁以下女童年龄别身长 / 身高的百分位数值（国家卫健委发布从 2023 年 3 月 1 日起施行最新版）

（单位为厘米）

年龄	P3	P10	P25	P50	P75	P90	P97
0 个月	46.8	47.9	49.1	50.3	51.6	52.7	53.8
1 个月	50.4	51.6	52.8	54.1	55.4	56.6	57.8
2 个月	53.8	55.0	56.3	57.7	59.1	60.4	61.6
3 个月	56.7	58.0	59.3	60.8	62.2	63.5	64.8
4 个月	59.1	60.4	61.7	63.3	64.8	66.1	67.4
5 个月	61.0	62.4	63.8	65.3	66.9	68.2	69.6
6 个月	62.7	64.1	65.5	67.1	68.7	70.1	71.5
7 个月	64.2	65.6	67.1	68.7	70.3	71.7	73.1
8 个月	65.6	67.0	68.5	70.1	71.7	73.2	74.7
9 个月	66.8	68.3	69.8	71.5	73.1	74.6	76.1
10 个月	68.1	69.6	71.1	72.8	74.5	76.0	77.5
11 个月	69.2	70.8	72.3	74.0	75.7	77.3	78.8
1 岁	70.4	71.9	73.5	75.2	77.0	78.6	80.1
1 岁 1 个月	71.4	73.0	74.6	76.4	78.2	79.8	81.4
1 岁 2 个月	72.5	74.1	75.7	77.5	79.3	81.0	82.6
1 岁 3 个月	73.5	75.2	76.8	78.6	80.5	82.1	83.8
1 岁 4 个月	74.6	76.2	77.9	79.7	81.6	83.3	84.9
1 岁 5 个月	75.5	77.2	78.9	80.8	82.7	84.4	86.1
1 岁 6 个月	76.5	78.2	79.9	81.9	83.8	85.5	87.2
1 岁 7 个月	77.5	79.2	80.9	82.9	84.8	86.6	88.3

（续表）

年龄	P3	P10	P25	P50	P75	P90	P97
1 岁 8 个月	78.4	80.2	81.9	8.9	85.9	87.6	89.4
1 岁 9 个月	79.3	81.1	82.9	84.9	86.9	88.7	90.4
1 岁 10 个月	80.2	82.0	83.8	85.8	87.9	89.7	91.5
1 岁 11 个月	81.1	82.9	84.7	86.8	88.8	90.7	92.5
2 岁	81.2	83.0	84.9	87.0	89.1	90.9	92.8
2 岁 3 个月	83.6	85.5	87.4	89.5	91.7	93.6	95.5
2 岁 6 个月	85.7	87.7	89.7	91.9	94.1	96.1	98.1
2 岁 9 个月	87.7	89.8	91.8	94.1	96.4	98.4	100.5
3 岁	89.7	91.8	93.9	96.2	98.5	100.7	102.7
3 岁 3 个月	91.5	93.6	95.8	98.2	100.6	102.8	104.9
3 岁 6 个月	93.2	95.4	97.6	100.1	102.5	104.8	106.9
3 岁 9 个月	94.9	97.1	99.4	101.9	104.4	106.7	108.9
4 岁	96.5	98.8	101.1	103.7	106.3	108.6	110.9
4 岁 3 个月	98.1	100.4	102.8	105.4	108.1	110.4	112.8
4 岁 6 个月	99.7	102.1	104.5	107.2	109.9	112.3	114.7
4 岁 9 个月	101.3	103.8	106.2	109.0	111.8	114.2	116.7
5 岁	103.0	105.5	108.0	110.8	113.6	116.1	118.6
5 岁 3 个月	104.6	107.1	109.7	112.6	115.4	118.0	120.6
5 岁 6 个月	106.1	108.7	111.3	114.3	117.2	119.8	122.4
5 岁 9 个月	107.6	110.3	112.9	115.9	118.9	121.6	124.2
6 岁	109.0	111.7	114.5	117.5	120.6	123.3	126.0
6 岁 3 个月	110.4	113.2	116.0	119.1	122.2	124.9	127.7
6 岁 6 个月	111.8	114.6	117.4	120.6	123.7	126.6	129.4
6 岁 9 个月	113.2	116.0	118.9	122.1	125.3	128.2	131.0

七、7 ~ 18 岁儿童青少年身高发育等级评价（国家卫健委 2018 年发布）

男生身高发育等级划分标准

年龄 / 岁	−2 SD	−1 SD	中位数	+1 SD	+2 SD
7	113.51	119.49	125.48	131.47	137.46
8	118.35	124.53	130.72	136.90	143.08
9	122.74	129.27	135.81	142.35	148.88
10	126.79	133.77	140.76	147.75	154.74
11	130.39	138.20	146.01	153.82	161.64
12	134.18	143.33	152.18	161.03	169.89
13	143.01	151.60	160.19	168.78	177.38
14	150.22	157.93	165.63	173.34	181.05
15	155.25	162.14	169.02	175.91	182.79
16	157.72	164.15	170.58	177.01	183.44
17	158.76	165.07	171.39	177.70	184.01
18	158.81	165.12	171.42	177.73	184.03

女生身高发育等级划分标准

年龄 / 岁	−2 SD	−1 SD	中位数	+1 SD	+2 SD
7	112.29	118.21	124.13	130.05	135.97
8	116.83	123.09	129.34	135.59	141.84
9	121.31	128.11	134.91	141.71	148.51
10	126.38	133.78	141.18	148.57	155.97
11	132.09	139.72	147.36	154.99	162.63
12	18.11	145.26	152.41	159.56	166.71
13	143.75	149.91	156.07	162.23	168.39
14	146.18	151.98	157.78	163.58	169.38
15	147.02	152.74	158.47	164.19	169.91
16	147.59	153.26	158.93	164.60	170.27
17	147.82	153.50	159.18	164.86	170.54
18	148.54	154.28	160.01	165.74	171.48

单位：厘米

八、0~18 岁儿童青少年身高、体重标准差单位数值表 – 男孩（注：根据 2005 年九省/市儿童体格发育调查数据研究制定）

年龄	−3SD 身高(cm)	−3SD 体重(kg)	−2SD 身高(cm)	−2SD 体重(kg)	−1SD 身高(cm)	−1SD 体重(kg)	中位数 身高(cm)	中位数 体重(kg)	+1SD 身高(cm)	+1SD 体重(kg)	+2SD 身高(cm)	+2SD 体重(kg)	+3SD 身高(cm)	+3SD 体重(kg)
出生	45.2	2.26	46.9	2.58	48.6	2.93	50.4	3.32	52.2	3.73	54	4.18	55.8	4.66
2 个月	52.2	3.94	54.3	4.47	56.5	5.05	58.7	5.68	61	6.38	63.3	7.14	65.7	7.94
4 个月	57.9	5.25	60.1	5.91	62.3	6.64	64.6	7.45	66.9	8.34	69.3	9.32	71.7	10.39
6 个月	64.4	5.97	63.7	6.7	66	7.51	68.4	8.41	70.8	9.41	73.3	10.5	75.8	11.72
9 个月	65.2	6.67	67.6	7.46	70.1	8.35	72.6	9.33	75.2	10.42	77.8	11.64	80.5	12.99
12 个月	68.6	7.21	71.2	8.06	73.8	9	76.5	10.05	79.3	11.23	82.1	12.54	85	14
15 个月	71.2	7.68	74	8.57	76.9	9.57	79.8	10.68	82.8	11.93	85.8	13.32	88.9	14.88
18 个月	73.6	8.13	76.6	9.07	79.6	10.12	82.7	11.29	85.8	12.61	89.1	14.09	92.4	15.75
21 个月	76	8.61	79.1	9.59	82.3	10.69	85.6	11.93	89	13.33	92.4	14.9	95.9	16.66
2 岁	78.3	9.06	81.6	10.09	85.1	11.24	88.5	12.54	92.1	14.01	95.8	15.67	99.5	17.54
2.5 岁	82.4	9.86	85.9	10.97	89.6	12.22	93.3	13.64	97.1	15.24	101	17.06	105	19.13
3 岁	85.6	10.61	89.3	11.79	93	13.13	96.8	14.65	100.7	16.36	104.6	18.37	108.7	20.64
3.5 岁	89.3	11.31	93	12.57	96.7	14	100.6	15.63	104.5	17.5	108.6	19.65	112.7	22.13
4 岁	92.5	12.01	96.3	13.35	100.2	14.88	104.1	16.64	108.2	18.67	112.3	21.01	116.5	23.73
4.5 岁	95.6	12.74	99.5	14.18	103.6	15.84	107.7	17.75	111.9	19.98	116.2	22.57	120.6	25.61
5 岁	98.7	13.5	102.8	15.06	107	16.87	111.3	18.98	115.7	21.46	120.1	24.38	124.7	27.85
5.5 岁	101.6	14.18	105.9	15.87	110.2	17.85	114.7	20.18	119.2	22.94	123.8	26.24	128.6	30.22
6 岁	104.1	14.74	108.6	16.56	113.1	18.71	117.7	21.26	122.4	24.32	127.2	28.03	132.1	32.57
6.5 岁	106.5	15.3	111.1	17.27	115.8	19.62	120.7	22.45	125.6	25.89	130.5	30.13	135.6	35.41
7 岁	109.2	16.01	114	18.2	119	20.83	124	24.06	129.1	28.05	134.3	33.08	139.6	39.5
7.5 岁	111.8	16.7	116.8	19.11	121.9	22.06	127.1	25.72	132.4	30.33	137.8	36.24	143.4	43.99
8 岁	114.1	17.33	119.3	19.97	124.6	23.23	130	27.33	135.5	32.57	141.1	39.41	146.8	48.57
8.5 岁	116.2	17.93	121.6	20.79	127.1	24.37	132.7	28.91	138.4	34.78	144.2	42.54	150.1	53.08
9 岁	118.3	18.53	123.9	21.62	129.6	25.5	135.4	30.46	141.2	36.92	147.2	45.52	153.3	57.3
9.5 岁	120.3	19.17	126	22.5	131.9	26.7	137.9	32.09	144	39.12	150.1	48.51	156.4	61.37
10 岁	122	19.81	127.9	23.4	134	27.93	140.2	33.74	146.4	41.31	152.7	51.38	159.2	65.08
10.5 岁	123.8	20.55	130	24.43	136.3	29.33	142.6	35.58	149.1	43.69	155.7	54.37	162.3	68.71
11 岁	125.7	21.41	132.1	25.64	138.7	30.95	145.3	37.69	152.1	46.33	158.9	57.58	165.8	72.39
11.5 岁	127.7	22.35	134.5	26.96	141.4	32.73	148.4	39.95	155.4	49.19	162.6	60.96	169.8	76.17
12 岁	130	23.37	137.2	28.41	144.6	34.67	151.9	42.49	159.4	52.31	166.9	64.68	174.5	80.35
12.5 岁	132.6	24.55	140.2	30.01	147.9	36.76	155.6	45.13	163.3	55.54	171.1	68.51	178.9	84.72
13 岁	136.3	26.21	144	32.04	151.8	39.22	159.5	48.08	167.3	59.04	175.1	72.6	183	89.42
13.5 岁	140.3	28.16	147.9	34.22	155.4	41.67	163	50.85	170.5	62.16	178.1	76.16	185.7	93.5
14 岁	144.3	30.4	151.5	36.54	158.7	44.08	165.9	53.37	173.1	64.84	180.2	79.07	187.4	96.8
14.5 岁	147.6	32.59	154.5	38.71	161.3	46.2	168.2	55.43	175	66.86	181.8	81.11	188.5	99
15 岁	150.1	34.59	156.7	40.63	163.3	48	169.8	57.08	176.3	68.35	182.8	82.45	189.3	100.29
15.5 岁	151.9	36.33	158.3	42.26	164.7	49.49	171	58.39	177.3	69.44	183.6	83.32	189.8	100.96
16 岁	152.9	37.67	159.1	43.51	165.4	50.62	171.6	59.35	177.8	70.2	184	83.85	190.1	101.25
16.5 岁	153.5	38.77	159.7	44.54	165.9	51.53	172.1	60.12	178.2	70.79	184.3	84.21	190.3	101.36
17 岁	154	39.58	160.1	45.28	166.3	52.2	172.3	60.68	178.4	71.2	184.5	84.45	190.5	101.39
18 岁	154.4	40.65	160.5	46.27	166.6	53.08	172.7	61.4	178.7	71.73	184.7	84.72	190.6	101.36

九、0～18 岁儿童青少年身高、体重标准差单位数值表 – 女孩（注：根据 2005 年九省 / 市儿童体格发育调查数据研究制定）

年龄	-3SD 身高(cm)	-3SD 体重(kg)	-2SD 身高(cm)	-2SD 体重(kg)	-1SD 身高(cm)	-1SD 体重(kg)	中位数 身高(cm)	中位数 体重(kg)	+1SD 身高(cm)	+1SD 体重(kg)	+2SD 身高(cm)	+2SD 体重(kg)	+3SD 身高(cm)	+3SD 体重(kg)
出生	44.7	2.26	46.4	2.54	48	2.85	49.7	3.21	51.4	36.3	53.2	4.1	55	4.65
2 个月	51.1	3.72	53.2	4.15	55.3	4.65	57.4	5.21	59.6	5.86	61.8	6.6	64.1	7.46
4 个月	56.7	4.93	58.8	5.48	61	6.11	63.1	6.83	65.4	7.65	67.7	8.59	70	9.66
6 个月	60.1	5.64	62.3	6.26	64.5	6.96	66.8	7.77	69.1	8.68	71.5	9.73	74	10.93
9 个月	63.7	6.34	66.1	7.03	38.5	7.81	71	8.69	73.6	9.7	76.2	10.86	78.9	12.18
12 个月	67.2	6.87	69.7	7.61	72.3	8.45	75	9.4	77.7	10.48	80.5	11.73	83.4	13.15
15 个月	70.2	7.34	72.9	8.12	75.6	9.01	78.5	10.02	81.4	11.18	84.3	12.5	87.4	14.02
18 个月	72.8	7.79	75.6	8.63	78.5	9.57	81.5	10.65	84.6	11.88	87.7	13.29	91	14.9
21 个月	75.1	8.26	78.1	9.15	81.2	10.15	84.4	11.3	87.7	12.61	91.1	14.12	94.5	15.85
2 岁	77.3	8.7	80.5	9.64	83.8	10.7	87.2	11.92	90.7	13.31	94.3	14.92	98	16.77
2.5 岁	81.4	9.48	84.8	10.52	88.4	11.7	92.1	13.05	95.9	14.6	99.8	16.39	103.8	18.47
3 岁	84.7	10.23	88.2	11.36	91.8	12.65	95.6	14.13	99.4	15.83	103.4	17.81	107.4	20.1
3.5 岁	88.4	10.95	91.9	12.16	95.6	13.55	99.4	15.16	103.3	17.01	107.2	19.17	111.3	21.68
4 岁	91.7	11.62	95.4	12.93	99.2	14.44	103.1	16.17	107	18.19	111.1	20.54	115.3	23.3
4.5 岁	94.8	12.3	98.7	13.71	102.7	15.33	106.7	17.22	110.9	19.42	115.2	22	119.5	25.04
5 岁	97.8	12.93	101.8	14.44	106	16.2	110.2	18.26	114.5	20.66	118.9	23.5	123.4	26.87
5.5 岁	100.7	13.54	104.9	15.18	109.2	17.09	113.5	19.33	118	21.98	122.6	25.12	127.2	28.89
6 岁	103.2	14.11	107.6	15.87	112	17.94	116.6	20.37	121.2	23.27	126	26.74	130.8	30.94
6.5 岁	105.5	14.66	110.1	16.55	114.7	18.78	119.4	21.44	124.3	24.61	129.2	28.46	134.2	33.14
7 岁	108	15.27	112.7	17.31	117.6	19.74	122.5	22.64	127.6	26.16	132.7	30.45	137.9	35.75
7.5 岁	110.4	15.89	115.4	18.1	120.4	20.74	125.6	23.93	130.8	27.83	136.1	32.64	141.5	38.65
8 岁	112.7	16.51	117.9	18.88	123.1	21.75	128.5	25.25	133.9	29.56	139.4	34.94	144.9	41.74
8.5 岁	115	17.14	120.3	19.71	125.8	22.83	131.3	26.67	136.9	31.45	142.6	37.49	148.4	45.24
9 岁	117	17.79	122.6	20.56	128.3	23.96	134.1	28.19	139.9	33.51	145.8	40.32	151.8	49.19
9.5 岁	119.1	18.49	125	21.49	131	25.21	137	29.87	143.1	35.82	149.2	43.54	155.4	53.77
10 岁	121.5	19.29	127.6	22.54	133.8	26.6	140.1	31.76	146.4	38.41	152.8	47.15	159.2	58.92
10.5 岁	123.9	20.23	130.3	23.74	136.8	28.16	143.3	33.8	149.8	41.15	156.3	50.92	163	64.24
11 岁	126.9	21.46	133.4	25.23	140	29.99	146.6	36.1	153.3	44.09	160	54.78	166.7	69.27
11.5 岁	129.9	22.89	136.5	26.89	143.1	31.93	149.7	38.4	156.3	46.87	162.9	58.21	169.6	72.8
12 岁	133	24.58	139.5	28.77	145.9	34.04	152.4	40.77	158.8	49.54	165.3	61.22	171.8	75.32
12.5 岁	135.9	26.32	142.1	30.64	148.4	36.04	154.6	42.89	160.8	51.75	167.1	63.44	173.3	77.05
13 岁	138.2	28.11	144.2	32.5	150.3	37.94	156.3	44.79	162.3	53.55	168.3	64.99	174.3	78.17
13.5 岁	140.1	29.81	146	34.23	151.8	39.66	157.6	46.42	163.4	54.99	169.2	66.03	175	78.87
14 岁	141.5	31.38	147.2	35.8	152.9	41.18	158.6	47.83	164.3	56.16	169.9	66.77	175.5	79.27
14.5 岁	142.6	32.73	148.2	37.13	153.8	42.45	159.4	48.97	164.9	57.06	170.4	67.28	175.9	79.48
15 岁	143.3	33.78	148.8	38.16	154.3	43.42	159.8	49.82	165.3	57.72	170.8	67.61	176.2	79.6
15.5 岁	143.7	34.59	149.2	38.94	154.7	44.15	160.1	50.45	165.6	58.19	171.1	67.82	176.4	79.68
16 岁	143.7	35.06	149.2	39.39	154.7	44.56	160.1	50.81	165.5	58.45	171	67.93	176.4	79.77
16.5 岁	143.8	35.4	149.3	39.72	154.7	44.87	160.2	51.07	165.6	58.64	171	68	176.4	79.86
17 岁	144	35.57	149.5	39.88	154.9	45.01	160.3	51.2	165.7	58.73	171	68.04	176.5	79.95
18 岁	144.4	35.85	149.8	40.15	155.2	45.26	160.6	51.41	165.9	58.88	171.3	68.1	176.6	79.9

十、0~18 岁儿童青少年身高、体重百分位数值表 – 男孩（注：根据 2005 年九省/市儿童体格发育调查数据研究制定）

年龄	P3 身高(cm)	P3 体重(kg)	P10 身高(cm)	P10 体重(kg)	P25 身高(cm)	P25 体重(kg)	P50 身高(cm)	P50 体重(kg)	P75 身高(cm)	P75 体重(kg)	P90 身高(cm)	P90 体重(kg)	P97 身高(cm)	P97 体重(kg)
出生	47.1	2.62	48.1	2.3	49.2	3.06	50.4	3.32	51.6	3.59	52.7	3.85	53.8	4.12
2 个月	54.6	4.53	55.9	4.88	57.2	5.25	58.7	5.68	60.3	6.15	61.7	6.59	63	7.05
4 个月	60.3	5.99	61.7	6.43	63	6.9	64.6	7.45	66.2	8.04	67.6	8.61	69	9.2
6 个月	64	6.8	65.4	7.28	66.8	7.8	68.4	8.41	70	9.07	71.5	9.7	73	10.37
9 个月	67.9	7.56	69.4	8.09	70.9	8.66	72.6	9.33	74.4	10.06	75.9	10.75	77.5	11.49
12 个月	71.5	8.16	73.1	8.72	74.7	9.33	76.5	10.05	78.4	10.83	80.1	11.58	81.8	12.37
15 个月	74.4	8.68	76.1	9.27	77.8	9.91	79.8	10.68	81.8	11.51	83.6	12.3	85.4	13.15
18 个月	76.9	9.19	78.7	9.81	80.6	10.48	82.7	11.29	84.8	12.16	86.7	13.01	88.7	13.9
21 个月	79.5	9.71	81.4	10.37	83.4	11.08	85.6	11.93	87.9	12.86	90	13.75	92	14.7
2 岁	82.1	10.22	84.1	10.9	86.2	11.65	88.5	12.54	90.9	13.51	93.1	14.46	95.3	15.46
2.5 岁	86.4	11.11	88.6	11.85	90.8	12.66	93.3	13.64	95.9	14.7	98.2	15.73	100.5	16.83
3 岁	89.7	11.94	91.9	12.74	94.2	13.61	96.8	14.65	99.4	15.8	101.8	16.92	104.1	18.12
3.5 岁	93.4	12.73	95.7	13.58	98	14.51	100.6	15.63	103.2	16.86	105.7	18.08	108.1	19.38
4 岁	96.7	13.52	99.1	14.43	101.4	15.43	104.1	16.64	106.9	17.98	109.3	19.29	111.8	20.71
4.5 岁	100	14.37	102.4	15.35	104.9	16.43	107.7	17.75	110.5	19.22	113.1	20.67	115.7	22.24
5 岁	103.3	15.26	105.8	16.33	108.4	17.52	111.3	18.98	114.2	20.61	116.9	22.23	119.6	24
5.5 岁	106.4	16.09	109	17.26	111.7	18.56	114.7	20.18	117.7	21.98	120.5	23.81	123.3	25.81
6 岁	109.1	16.8	111.8	18.06	114.6	19.49	117.7	21.26	120.9	23.26	123.7	25.29	126.6	27.55
6.5 岁	111.7	17.53	114.5	18.92	117.4	20.49	120.7	22.45	123.9	24.7	126.9	27	129.9	29.57
7 岁	114.6	18.48	117.6	20.04	120.6	21.81	124	24.06	127.4	26.66	130.5	29.35	133.7	32.41
7.5 岁	117.4	19.43	120.5	21.17	123.6	23.16	127.1	25.72	130.7	28.7	133.9	31.84	137.2	35.45
8 岁	119.9	20.32	123.1	22.24	126.3	24.46	130	27.33	133.7	30.71	137.1	34.31	140.4	38.49
8.5 岁	122.3	21.18	125.6	23.28	129	25.73	132.7	28.91	136.6	32.69	140.1	36.74	143.6	41.49
9 岁	124.6	22.04	128	24.31	131.4	26.98	135.4	30.46	139.3	34.61	142.9	39.08	146.5	44.35
9.5 岁	126.7	22.95	130.3	25.42	133.9	28.31	137.9	32.09	142	36.61	145.7	41.49	149.4	47.24
10 岁	128.7	23.89	132.3	26.55	136	29.66	140.2	33.74	144.4	39.61	148.2	43.85	152	50.01
10.5 岁	130.7	24.96	134.5	27.83	138.3	31.2	142.6	35.58	147	40.81	150.9	46.4	154.9	52.93
11 岁	132.9	26.21	136.8	29.33	140.8	32.97	145.3	37.69	149.9	43.27	154	49.2	158.1	56.07
11.5 岁	135.3	27.59	139.5	30.97	143.7	34.91	148.4	39.98	153.1	45.94	157.4	52.21	161.7	59.4
12 岁	138.1	29.09	142.4	32.77	147	37.03	151.9	42.49	157	48.86	161.5	55.5	166	63.04
12.5 岁	141.1	30.74	145.7	34.71	150.4	39.29	155.6	45.13	16038	51.89	165.5	58.9	170.2	66.81
13 岁	145	32.82	149.6	37.04	154.3	41.9	159.5	48.08	164.8	55.21	169.5	62.57	174.2	70.83
13.5 岁	148.8	35.03	153.3	39.42	157.9	44.45	163	50.85	168.1	58.21	172.7	65.8	177.2	74.33
14 岁	152.3	37.36	156.7	41.8	161	46.9	165.9	53.37	170.7	60.83	175.1	68.53	179.4	77.2
14.5 岁	155.3	39.53	159.4	43.94	163.6	49	168.2	55.43	172.8	62.86	176.9	70.55	181	79.24
15 岁	157.5	41.43	161.4	45.77	165.4	50375	169.8	57.08	174.2	64.4	178.2	72	182	80.6
15.5 岁	159.1	43.05	162.9	47.31	166.7	52.19	171	58.39	175.2	65.57	179.1	73.03	182.8	81.49
16 岁	159.9	44.28	163.6	48.47	167.4	53.26	171.6	59.35	175.8	66.4	179.5	73.73	183.2	82.05
16.5 岁	160.5	45.3	164.2	49.42	167.9	54.13	172.1	60.12	176.2	67.05	179.9	74.25	183.5	82.44
17 岁	160.9	46.04	164.5	50.11	168.2	54.77	172.3	60.68	176.4	67.51	180.1	74.62	183.7	82.7
18 岁	161.3	47.01	164.9	51.02	168.6	55.6	172.7	61.4	176.7	68.11	180.4	75.08	183.9	83

十一、0~18 岁儿童青少年身高、体重百分位数值表 – 女孩（注：根据 2005 年九省市儿童体格发育调查数据研究制定）

年龄	P3 身高 (cm)	P3 体重 (kg)	P10 身高 (cm)	P10 体重 (kg)	P25 身高 (cm)	P25 体重 (kg)	P50 身高 (cm)	P50 体重 (kg)	P75 身高 (cm)	P75 体重 (kg)	P90 身高 (cm)	P90 体重 (kg)	P97 身高 (cm)	P97 体重 (kg)
出生	46.6	2.57	47.5	2.76	48.6	2.96	49.7	3.21	50.9	3.49	51.9	3.75	53	4.04
2 个月	53.4	4.21	54.7	4.5	56	4.82	57.4	5.21	58.9	5.64	60.2	6.06	61.6	6.51
4 个月	59.1	5.55	60.3	5.93	61.7	6.34	63.1	6.83	64.6	7.37	66	7.9	67.4	8.47
6 个月	65.5	6.34	63.9	6.76	65.2	7.21	66.8	7.77	68.4	8.37	69.8	8.96	71.2	9.59
9 个月	66.4	7.11	67.8	7.58	69.3	8.08	71	8.69	72.8	9.36	74.3	10.01	75.9	10.71
12 个月	70	7.7	71.6	8.2	73.2	8.74	75	9.4	76.8	10.12	78.5	10.82	80.2	11.57
15 个月	73.2	8.22	74.9	8.75	76.6	9.33	78.5	10.02	80.4	10.79	82.2	11.53	84	12.33
18 个月	76	8.73	77.7	9.29	79.5	9.91	81.5	10.65	83.6	11.46	85.5	12.25	87.4	13.11
21 个月	78.5	9.26	80.4	9.86	82.3	10.51	84.4	11.3	86.6	12.17	88.6	13.01	90.7	13.93
2 岁	8039	9.76	82.9	10.39	84.9	11.08	87.2	11.92	89.6	12.84	91.7	13.74	93.9	14.71
2.5 岁	85.2	10.65	87.4	11.35	89.6	12.12	92.1	13.05	94.6	14.07	97	15.08	99.3	16.16
3 岁	88.6	11.5	90.8	12.27	93.1	13.11	95.6	14.13	98.2	15.25	100.5	16.36	102.9	17.55
3.5 岁	92.4	12.32	94.6	13.14	96.8	14.05	99.4	15.16	102	16.38	104.4	17.59	106.8	18.89
4 岁	95.8	13.1	98.1	13.99	100.4	14.97	103.1	16.17	105.7	17.5	108.2	18.81	110.6	20.24
4.5 岁	99.2	13.89	101.5	14.85	104	15.92	106.7	17.22	109.5	18.66	112.1	20.1	114.7	21.67
5 岁	102.3	14.64	104.8	15.68	107.3	16.84	110.2	18.26	113.1	19.83	115.7	21.41	118.4	23.14
5.5 岁	105.4	15.39	108	16.25	110.6	17.78	113.5	19.33	116.5	21.06	119.3	22.81	122	24.72
6 岁	108.1	16.1	110.8	17.32	113.5	18.68	116.6	20.37	119.7	22.27	122.5	24.19	125.4	26.3
6.5 岁	110.6	16.8	113.4	18.12	116.2	19.6	119.4	21.44	122.7	23.51	125.6	25.62	128.6	27.96
7 岁	113.3	17.58	116.2	19.01	119.2	20.62	122.5	22.64	125.9	24.94	129	27.28	132.1	29.89
7.5 岁	116	18.39	119	19.95	122.1	21.71	125.6	23.93	129.1	26.48	132.3	29.08	135.5	32.01
8 岁	118.5	19.2	121.6	20.89	124.9	22.81	128.5	25.25	132.1	28.05	135.4	30.95	138.7	34.23
8.5 岁	121	20.05	124.2	21.88	127.6	23.99	131.3	26.67	135.1	29.77	138.5	33	141.9	36.69
9 岁	123.3	20.93	126.7	22.93	130.2	25.23	134.1	28.19	138	31.63	141.6	35.26	145.1	39.41
9.5 岁	125.7	21.89	129.3	24.08	132.9	26.61	137	29.87	141.1	33.72	144.8	37.79	148.5	42.51
10 岁	128.3	22.98	132.1	25.36	135.9	28.15	140.1	31.76	144.4	36.05	148.2	40.63	152	45.97
10.5 岁	131.1	24.22	135	26.8	138.9	29.84	143.3	33.8	147.7	38.53	151.6	43.61	155.6	49.59
11 岁	134.2	25.74	138.2	28.53	142.2	31.81	146.6	36.1	151.1	41.24	155.2	46.78	159.2	53.33
11.5 岁	137.2	27.43	141.2	30.39	145.2	33.86	149.7	38.4	154.1	43.85	158.2	49.73	162.1	56.67
12 岁	140.2	29.33	144.1	32.42	148	36.04	152.4	40.77	156.7	46.42	160.7	52.49	164.5	59.64
12.5 岁	142.9	31.22	146.6	34.39	150.4	38.09	154.6	42.89	158.8	48.6	162.6	54.71	166.3	61.86
13 岁	145	33.9	148.6	36.29	152.2	40	156.3	44.79	160.3	50.45	164	56.46	167.6	63.45
13.5 岁	146.7	34.82	150.2	38.01	153.7	41.69	157.6	46.42	161.6	51.97	165.1	57.81	168.6	64.55
14 岁	147.9	36.38	151.3	39.55	154.8	43.19	158.6	47.83	162.4	53.23	165.9	58.88	169.3	65.36
14.5 岁	148.9	37.71	152.2	40.84	155.6	44.43	159.4	48.97	163.1	54.23	166.5	59.7	169.8	65.93
15 岁	149.5	38.73	152.8	41.83	156.1	45.36	159.8	49.82	163.5	54.96	166.8	60.28	170.1	66.3
15.5 岁	149.9	39.51	153.1	42.58	156.5	46.06	160.1	50.45	163.8	55.49	167.1	60.39	170.3	66.55
16 岁	149.8	39.96	153.1	43.01	156.4	46.47	160.1	50.81	163.8	55.79	167.1	60.91	170.3	33.69
16.5 岁	149.9	40.29	153.2	43.32	156.5	46.76	160.2	51.07	163.8	56.01	167.1	61.07	170.4	66.78
17 岁	150.1	40.44	153.4	43.47	156.7	46.9	160.3	51.2	164	56.11	167.3	61.15	170.5	66.82
18 岁	150.4	40.71	153.7	43.73	157	47.14	160.6	51.41	164.2	56.28	167.5	61.28	170.7	66.89

十二、儿童体重估算公式

儿童体重估算公式	
年龄	体重（kg）
3~12（月）	（月龄 +9）/2
1~6（岁）	年龄 ×2+8
7~12（岁）	（年龄 ×7−5）/2

十三、儿童身高估算公式

儿童身高估算公式	
年龄	身高（cm）
出生时	50
12（月）	75
2~12（岁）	年龄 ×6+77

十四、生长突增（growth spurt）线

女孩约在 9~11 岁，男孩约在 11~13 岁
男孩的突增高峰值约为 6.8~13.2 厘米 / 年
女孩的突增高峰值约为 6.1~10.2 厘米 / 年

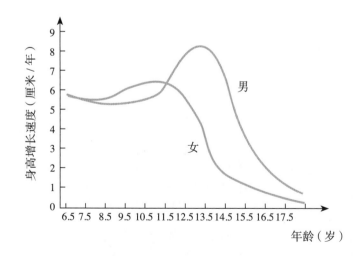

十五、学龄前儿童粗大与精细运动能力的发育进程

年龄	移位性能力（双脚）	非移位性能力	手的操作能力
3~4 岁	单脚上楼梯；双脚跳跃；用脚尖走路	骑三轮车，手拉着大玩具四周走；准确投球，投掷时能扭转身体，仍然只会用上肢	系上并解开扣子；张开双臂接球；用剪刀剪纸；用拇指和示指、中指持笔
4~5 岁	单脚下楼梯；用脚尖站立；跑和走很好	投掷姿势成熟（躯干与上肢）	能用手抓住球；用线穿珠子；握笔熟练；用铅笔模仿画三角形
5~6 岁	交替双脚跳跃；走细直线；滑行；原地向上跳的姿势成熟	前后摇摆着踢腿；投掷和踢球的姿势已成熟	抓住球的姿势成熟；用线穿针，会缝纫

十六、婴幼儿精细运动发育的关键年龄

精细运动	关键年龄
主动用手抓物	5 个月
可用拇指及另外 2 个手指握物且可将积木在双手间传递	7 个月
拇指能与其他手指相对	9 个月
能用拇指与示指捏较小的物体	12 个月
搭 2~3 块积木，全手握笔，自发乱画	15 个月
搭 3~4 块积木，几页几页翻书，用小线绳穿进大珠子或大扣子孔	18 个月
搭 6~7 块积木，模仿画垂直线	24 个月
搭 8~9 块积木，模仿画水平线和交叉线，会穿裤子、短袜和便鞋，解开衣扣	30 个月
搭 9~10 块积木，能临摹"○"和十字；会穿珠子、系纽扣、向杯中倒水	36 个月

十七、注意缺陷与多动障碍（ADHD）诊断量表

项目	无 0	偶尔 1	有时 2	经常 3
1. 学习、做事时不注意细节，出现粗心大意的错误				
2. 在学习、做事的时候很难保持注意力集中（7~10 岁注意力不足 20 min，10~12 岁不足 25 min，12 岁以上不足 30 min）				
3. 别人对你讲话时好像没在听或没听见				
4. 做作业或完成任务时虎头蛇尾，不能始终按要求做事				
5. 很难组织好分配给你的任务或活动				
6. 不愿意做需要持续用脑的事情（例如家庭或课堂作业）				
7. 把学习、生活必需的东西弄丢				
8. 容易因外界刺激而分心				
9. 忘记分配的任务				
10. 坐不住，手脚动作多或身体扭来扭去				
11. 在需要静坐的场合离开座位				
12. 在不该动的场合乱跑或者主观上坐不住的感觉				
13. 在休闲活动中很难保持安静				
14. 忙忙碌碌，精力充沛				
15. 说话过多				
16. 在问题没说完时抢答				
17. 很难按顺序等候				
18. 打扰别人				
总分				

0~7　　不可能 ADHD	8~11　　可能 ADHD
12~16　轻微 ADHD	17~35　中等 ADHD
36 及以上　严重 ADHD	

十八、儿童感觉统合能力发展评定量表

儿童姓名：_____ 性别：____ 年龄：_____ 出生日期：_____ 检查日期：_____

儿童主要的问题或困难：_____

　　亲爱的家长朋友：儿童的学习能力发展，最主要的是大脑和身体运动神经系统的良好协调。要提高学习成绩和效率。必须先了解儿童的脑及生理的发展，为此我们设计了下面的问卷，请根据儿童平日的表现认真填写。

　　填写方法。根据孩子的实际情况在"从不这样 [5]""很少这样 [4]""有时候 [3]""常常如此 [2]""总是如此 [1]"上画圈。题中所说的情况只要有一项符合就算。

	从不这样	很少这样	有时候	常常如此	总是如此
（一）大肌肉及前庭平衡功能	5	4	3	2	1
1. 特别爱玩旋转的凳椅或游乐设施，而不会晕	5	4	3	2	1
2. 喜欢旋转或绕圈子跑，而不累不晕	5	4	3	2	1
3. 虽然看到了仍常碰撞桌椅、旁人、柱子、门墙	5	4	3	2	1
4. 行动、吃饭、敲鼓、画画时双手协调不良，常忘了另一边	5	4	3	2	1
5. 手脚笨拙，容易跌倒，摸地时仍显得笨重	5	4	3	2	1
6. 俯卧在地板和床上，头、颈、胸无法抬高	5	4	3	2	1
7. 爬上爬下，跑进跑出，不听劝阻	5	4	3	2	1
8. 不安地乱动，东摸西扯，不听劝阻，处罚无效	5	4	3	2	1
9. 喜欢惹人、捣蛋、恶作剧	5	4	3	2	1
10. 经常自言自语，重复别人的话，并且喜欢背诵广告语言	5	4	3	2	1
11. 表面左撇子，其实左右手都用，而且不固定使用哪只手	5	4	3	2	1
12. 认不清左右方向，鞋子衣服常穿反	5	4	3	2	1
13. 对陌生地方的电梯或楼梯，不敢坐或动作缓慢	5	4	3	2	1
14. 组织力欠佳，经常弄乱东西，不喜欢整理自己的环境	5	4	3	2	1
（二）触觉防御情绪稳定	5	4	3	2	1
15. 对亲人特别暴躁，强词夺理，到陌生环境则害怕	5	4	3	2	1
16. 害怕到新场合，常没多久便要求离开	5	4	3	2	1
17. 偏食、挑食，不吃青菜或软皮	5	4	3	2	1
18. 害羞、不安、喜欢孤独，不爱和别人玩	5	4	3	2	1
19. 容易黏妈妈或固定某个人，不喜欢陌生环境，喜欢被搂抱	5	4	3	2	1
20. 看电视或听故事，易受感动，大叫或大笑，害怕恐怖镜头	5	4	3	2	1
21. 严重怕黑，不喜欢在空屋子里呆着，处处要人陪	5	4	3	2	1
22. 早上赖床，晚上睡不着，上学前常拒绝到学校，放学后又不想回家	5	4	3	2	1
23. 容易生小病，生病后便不想上学，常没有原因就拒绝上学	5	4	3	2	1

（续表）

24. 常吸吮手指或咬指甲，不喜欢别人帮忙剪指甲	5	4	3	2	1
25. 换床睡不着，不能换被或睡衣，外出常担心睡眠问题	5	4	3	2	1
26. 独占性强，别人碰他的东西，常会无缘无故发脾气	5	4	3	2	1
27. 不喜欢和别人聊天，不喜欢和别人玩碰触游戏，视洗脸和洗澡为痛苦	5	4	3	2	1
28. 过分保护自己的东西，尤其讨厌别人由后面接近他	5	4	3	2	1
29. 怕玩沙土、水，有洁癖倾向	5	4	3	2	1
30. 不喜欢直接视觉接触，常必须用手表达其需要	5	4	3	2	1
31. 对危险和疼痛反应迟钝或反应过于激烈	5	4	3	2	1
32. 听而不见，过分安静，表情冷漠又无故嬉笑	5	4	3	2	1
33. 过分安静或坚持奇怪玩法	5	4	3	2	1
34. 喜欢咬人，并且常咬固定的友伴，并无故碰坏东西	5	4	3	2	1
35. 内向、软弱、爱哭，又常会触摸生殖器	5	4	3	2	1
（三）本体感觉及协调能力	5	4	3	2	1
36. 穿脱衣服、裤子，扣纽扣，拉拉链，系鞋带动作缓慢、笨拙	5	4	3	2	1
37. 顽固、偏执、不合群、孤僻	5	4	3	2	1
38. 吃饭时常掉饭粒，口水控制不住	5	4	3	2	1
39. 语言不清，发音欠佳，语言能力发展缓慢	5	4	3	2	1
40. 懒惰，行动慢，做事没有效率	5	4	3	2	1
41. 喜欢翻跟斗、打滚和爬高	5	4	3	2	1
42. 上幼儿园仍不会洗手、擦脸、剪纸及自己擦屁股	5	4	3	2	1
43. 上幼儿园（大、中班）仍无法用筷子，不会拿笔、攀爬或荡秋千	5	4	3	2	1
44. 对小伤特别敏感，依赖他人过度照料	5	4	3	2	1
45. 不善于玩积木、组合东西、排队、投球	5	4	3	2	1
46. 怕爬高，拒走平衡木	5	4	3	2	1
47. 到新的陌生环境很容易迷失方狗	5	4	3	2	1
（四）视听觉及学习能力（6岁以上）	5	4	3	2	1
48. 看来有正常的智慧，但学习阅读或做算术特别困难	5	4	3	2	1
49. 阅读常跳字，抄写常漏字、漏行、写字笔划常颠倒	5	4	3	2	1
50. 不专心、坐不住，上课常左右看	5	4	3	2	1
51. 用蜡笔着色或用笔写字也写不好，写字慢且常超出格子	5	4	3	2	1
52. 看书容易眼酸，特别害怕数学	5	4	3	2	1
53. 认字能力虽好，却不知其意义，而且无法组成较长的语句	5	4	3	2	1
54. 混淆背景中的特殊图形，不易看出或认出	5	4	3	2	1
55. 对老师的要求及作业无法有效完成，常有严重挫折感	5	4	3	2	1
（五）大年龄特殊问题（11岁以上）	5	4	3	2	1
56. 使用工具能力差，对劳作或家务均做不好	5	4	3	2	1
57. 自己的桌子或周围无法保持干净，收拾上很困难	5	4	3	2	1
58. 对事情反应过强，无法控制情绪，容易消极	5	4	3	2	1

评定结果： 　　　　　　原始分 　　　　　　标准分

1.前庭失调 　　　　　　_____ 　　　　　　_____

2. 触觉过分防御　　　　＿＿＿＿＿＿＿　　　　＿＿＿＿＿＿＿
3. 本体感觉失调　　　　＿＿＿＿＿＿＿　　　　＿＿＿＿＿＿＿
4. 学习能力发展不足　　＿＿＿＿＿＿＿　　　　＿＿＿＿＿＿＿
5. 大年龄的特殊问题　　＿＿＿＿＿＿＿　　　　＿＿＿＿＿＿＿

感觉统合综合评定：属于感觉统合＿＿＿＿度失调

标准分（T）：① ≥40　正常　② 30<T<40　轻度　③ T≤30　重度

十九、孤独症儿童行为量表（ABC 量表）

编号＿＿＿＿＿＿

卡号＿＿＿＿＿＿

儿童姓名＿＿＿＿＿　性别＿＿＿＿＿

年龄＿＿＿＿＿　出生＿＿＿＿＿　年＿＿＿月＿＿＿日

父母所在单位＿＿＿＿＿＿＿＿＿＿＿＿＿＿＿＿＿＿＿＿＿＿

填表者姓名＿＿＿＿＿＿＿＿＿＿＿填表者与儿童的关系＿＿＿＿＿＿＿＿

家庭住址或通讯处＿＿＿＿＿＿＿＿＿＿邮编＿＿＿＿＿＿＿＿

填表者文化程度＿＿＿＿＿＿＿＿＿＿职业＿＿＿＿＿＿＿＿

填表日期＿＿＿＿＿年＿＿＿月＿＿＿日

项目	S 感觉	R 交往	B 运动	L 语言	S 自理	
	I	II	III	IV	V	☐
1. 喜欢长时间自身旋转			4			☐
2. 学会做一件简单的事，但很快就忘记					2	☐
3. 经常没有接触环境或进行交往的要求		4				☐
4. 往往不能接受简单指令（如坐下、过来等）				1		☐
5. 不会玩玩具（如没完没了地转动、乱扔、揉等）			2			☐
6. 视觉辨别能力差（如对一种物体的特征、大小、颜色、位置等辨别能力差）	2					☐
7. 无交往性微笑（即不会与人点头、招呼、微笑）		2				☐
8. 代词运用颠倒或混乱（你、我分不清）			3			☐
9. 长时间总拿着某种东西		3				☐
10. 似乎不在听人说话，以至于让人怀疑他有听力问题	3					☐
11. 说话不合音调、无节奏				4		☐
12. 长时间摇摆身体			4			☐
13. 要去拿什么东西，但又不是身体所能达到的地方（即对自身与物体的距离估计不足）		2				☐
14. 对环境和日常生活规律的改变产生强烈反应					3	☐
15. 当与其他人在一起时，呼唤他的名字，他没有反应				2		☐
16. 经常做出前冲、旋转、脚尖行走、手指轻捏轻弹等动作			4			☐

（续表）

项目						
17. 对其他人的面部表情没有反应		3				☐
18. 说话时很少用"是"或"我"等词				2		☐
19. 有某一方面的特殊能力，似乎与智力低下不相符合					4	☐
20. 不能执行简单的含有介词语句的指令（如把球放在盒子上或放在盒子里）				1		☐
21. 有时对很大的声音不产生吃惊反应（可能让人想到他是聋子）	3					☐
22. 经常拍打手			4			☐
23. 大发脾气或经常发点脾气					3	☐
24. 主动回避与别人的眼光接触		4				☐
25. 拒绝别人的接触或拥抱		4				☐
26. 有时对很痛苦的刺激如摔伤、割破或注射不引起反应	3					☐
27. 身体表现很僵硬、很难抱住		3				☐
28. 当抱着他时，感到他的肌肉松弛（即便他不紧贴抱他的人）		2				☐
29. 以姿势、手势表示所渴望得到的东西（而不倾向于用语言表示）				2		☐
30. 常用脚尖走路			2			☐
31. 用咬人、撞人、踢人等行为伤害他人					2	☐
32. 不断地重复短句				3		☐
33. 游戏时不模仿其他儿童		3				☐
34. 当强光直接照射眼睛时常不眨眼	1					☐
35. 以撞头、咬手等行为自伤			2			☐
36. 想要什么东西不能等待（一想要什么，马上就要得到）					2	☐
37. 不能指出 5 个以上物体的名称				1		☐
38. 不能发展任何友谊（不会和小朋友来往交朋友）		4				☐
39. 有许多声音的时候，常捂着耳朵	4					☐
40. 经常旋转碰推物体			4			☐
41. 在训练排尿排便方面有困难（不会控制排尿排便）					1	☐
42. 一天只能提出 5 个以内的要求				2		☐
43. 经常受到惊吓或非常焦虑不安		3				☐
44. 在正常光线下斜眼、闭眼，皱眉	3					☐
45. 不是经常被帮助的话，不会给自己穿衣					1	☐
46. 一遍遍重复一些声音或词				3		☐
47. 瞪着眼看人，好像要看穿似的	4					☐
48. 重复别人的问话或回答				4		☐
49. 经常不能意识所处的环境，并且可能对危险的环境不在意					2	☐

（续表）

50. 特别喜欢摆弄、着迷于单调的东西或游戏、活动等（如来回地走或跑，没完没了地蹦、跳、拍、敲）				4	☐
51. 对周围东西喜欢嗅、摸或尝			3		☐
52. 对生人常无视觉反应（对来人不看）	3				☐
53. 纠缠在一些复杂的仪式行为上，就像缠在魔圈里（如走路要走一定的路线，饭前或做什么事前一定要把什么东西摆在什么位置，或做什么动作，否则就不睡不吃）			4		☐
54. 经常毁坏东西（如玩具、家里的一切用具很快就给弄坏了）			2		☐
55. 在 2 岁以前就发现孩子发育延迟				1	☐
56. 在日常生活中至少用 15 个但不超过 30 个短句进行交往（不到 15 句也打"√"）				3	☐
57. 长时间凝视一个地方（呆呆地看一处）	4				☐
该儿童还有什么其他问题请详述					

分项目：Ⅰ_____　Ⅱ_____　Ⅲ_____　Ⅳ_____　Ⅴ_____

总分：_____

1. 《自闭症行为量表》——ABC 量表，由 Krug 于 1978 年编制，表中列出 57 项自闭症儿童的行为特征，包括感觉能力（S）、交往能力（R）、运动能力（B）、语言能力（L）和自我照顾能力（S）五个方面。

2. 要求评定者与儿童至少共同生活 3~6 周，填写者与儿童生活至少半年以上的教师。评分时，对每一项作"是"与"否"的判断。"是"评记"√"符号，"否"不打号。把"是"的项目累积计分，总分≥31 分为自闭症筛查界限分；总分≥62 分可诊断为自闭症。

3. 每项的评分是根据项目在量表中的负荷大小给予 1、2、3、4 级评分，每项都归属于特定的因子，而在量表中每项都标明了相应的因子和相应的得分。如第 24 题属于交往因子，分值为 4 分，将各分项得分相加即为量表总分。（根据原作者提出该量表的筛查界限分为 57 分，诊断界限分为 67 分。）

二十、遗传身高比

孩子应该能长多高？
遗传靶身高的计算方法

FPH-C

男孩身高（cm）=36.82+0.81×【（父亲身高＋母亲身高）/2】

女孩身高（cm）=23.05+0.83×【（父亲身高＋母亲身高）/2】

CMH-C

男孩身高（cm）=（父亲身高＋母亲身高＋13）/2

女孩身高（cm）=（父亲身高＋母亲身高－13）/2

二十一、按骨龄的身高比预测成年身高

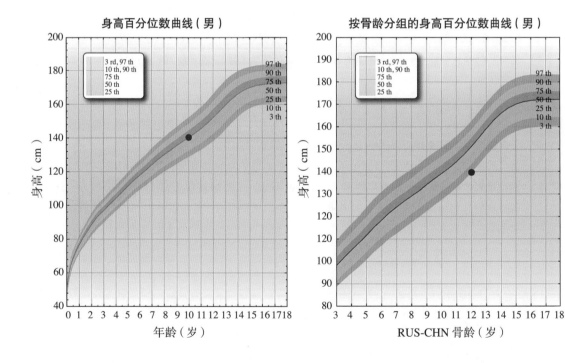

二十二、运动和生长激素分泌的关系

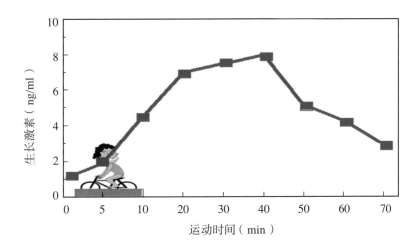

二十三、睡眠和生长激素分泌的关系

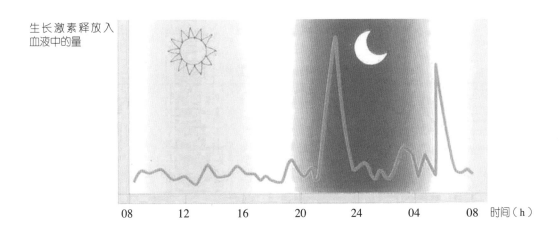

二十四、按骨龄分组的百分位数曲线

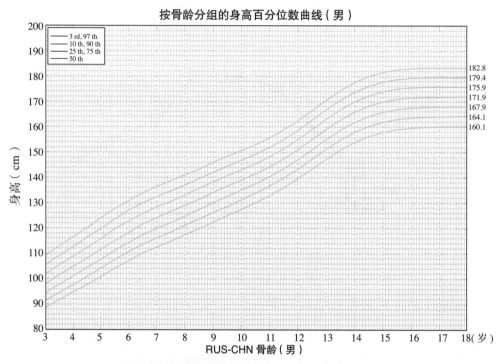

注：依据 2005 年中国骨发育调查数据研究制定，建议使用《中华 -05 》骨龄标准。

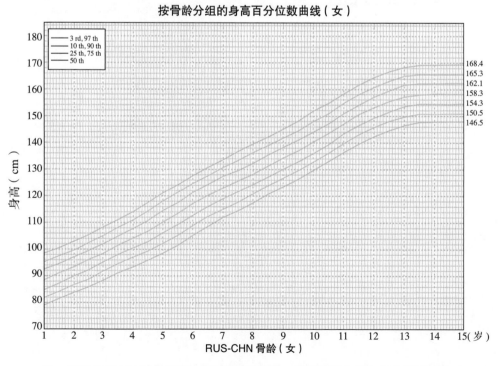

注：依据 2005 年中国骨发育调查数据研究制定，建议使用《中华 -05 》骨龄标准。

二十五、0~6 岁小儿神经心理发育检查表

0~6 岁小儿神经心理发育检查表

姓名：_____　　测查日期：____年__月__日　　大运动：_____　　社交行为：_____

性别：_____　　出生日期：____年__月__日　　精细运动：_____　　全量表分：_____

身高：_____厘米　实足年龄：____年__月__日　　适应能力：_____　　智　　龄：_____

头围：_____厘米　　　　　　　　　　　　　　语　　言：_____　　发 育 商：_____

体重：_____公斤

项目 / 月龄	1 个月	2 个月	3 个月	4 个月	5 个月	6 个月
大运动	1 □拉腕坐起头竖直片刻（2 s）	7 □拉腕坐起头竖直短时（5 s）	13 □俯卧抬头 45°	21 □俯卧抬头 90°	29 □轻拉腕部即坐起	35 □仰卧翻身
		8 □俯卧头抬离床面	14 □抱直头稳 (10 s)	22 □扶腋可站片刻（2~3 s）	30 □独立头身前倾 5 s	
精细运动	2 □触碰手掌紧握拳	9 □拨浪鼓留握片刻	15 □两手握一起 3~4 s	23 □摇动并注视拨浪鼓	31 □抓住近处玩具 2.5 cm	36 □会撕纸
			16 □拨浪鼓留握 0.5 min			37 □把弄到桌上一积木
适应能力	3 □眼跟红球过中线	10 □立刻注意大玩具	17 □眼跟红球 180°	24 □偶然注意小丸	32 □拿住一块积木注视另一块积木	38 □两手同时拿住两块积木
	4 □听声音有反应			25 □找到声源（一侧即可）		39 □玩具失落会找
语言	5 □自发细小喉音	11 □发 a、o、e 等母音	18 □笑出声	26 □高声叫（高兴或不满时）	33 □对人及物发声	40 □叫名字转头
				27 □咿语作声		
社交行为	6 □眼跟踪走动的人	12 □逗引时有反应	19 □灵敏模样	28 □认亲人	34 □见食物兴奋	41 □自喂饼干（咀嚼）
			20 □见人会笑			42 □会躲猫猫

（续表）

项目/月龄	7个月	8个月	9个月	10个月	11个月	12个月
大运动	43 □独坐自如 10 min	51 □双手扶物可站立 5 s	58 □会爬	65 □拉栏站起	72 □扶物蹲下取物	80 □独站稳 10 s
			59 □拉双手会走	66 □扶栏可走	73 □独站片刻	81 □牵一手可走
精细运动	44 □把弄到小丸	52 □拇示指捏小丸	60 □拇示指捏小丸	67 □拇示指动作熟练	74 □打开包积木的纸	82 □试图把小丸投小瓶
	45 □自己取一块积木，再取一块	53 □试图取第三块积木				83 □全掌握笔留笔道
适应能力	46 □积木换手	54 □持续用手追逐玩具	61 □从杯中取出积木	68 □拿掉扣积木杯玩积木	75 □积木放入杯中	84 □盖瓶盖
	47 □伸手够远处玩具	55 □有意识地摇铃	62 □积木对敲	69 □寻找盒内东西	76 □模仿推玩具小车	
语言	48 □ 发 da-ca、na-ma 无所指	56 □模仿声音	63 □会欢迎，再见	70 □模仿发语声	77 □有意识地发一个字音	85 □叫妈妈爸爸有所指
						86 □向他/她要东西知道给
社交行为	49 □对镜有游戏反应	57 □懂得成人面部表情	64 □表示不要	71 □懂得常见物及人名称，会表示	78 □懂得"不"	87 □穿衣知配合
	50 □能认生人				79 □模仿拍娃娃	

（续表）

项目/月龄	15个月	18个月	21个月	24个月	27个月	30个月
大运动	88 □独走自如	96 □扔球无方向	103 □脚尖走	111 □双足跳离地面	118 □独自上楼3级以上	126 □独脚站 2 s
			104 □扶墙上楼（熟练，3级以上）		119 □独自下楼3级以上	
精细运动	89 □自发乱画	97 □模仿画道道	105 □玻璃丝穿过扣眼	112 □穿扣后拉过线	120 □模仿画竖道	127 □模仿搭桥
	90 □从瓶中拿到小丸					128 □穿扣子3~5个
适应能力	91 □翻书二次	98 □积木搭高四块	106 □积木搭高7~8块	113 □一页一页翻书	121 □认识大小	129 □知道1与许多
	92 □盖上圆盒	99 □正放圆积木入型板	107 □倒放圆积木入型板	114 □式样板放准三块（不教）	122 □正确倒放型板	130 □知道红色
语言	93 □会指眼、耳、鼻、口、手	100 □懂得三个投向	108 □回答简单问题	115 □说两句以上儿歌	123 □说 8~10个字的句子	131 □说出图片10样
	94 □说 3~5个字	101 □说 10个字	109 □说3~5个字	116 □问"这是什么"		
社交行为	95 □会脱袜子	102 □白天会控制排尿排便	110 □开口表示个人需求	117 □说常见物用途	124 □脱单衣或裤	132 □来回倒水不洒
					125 □是非观念	

（续表）

项目／月龄	33 个月	36 个月	42 个月	48 个月	54 个月	60 个月
大运动	133 □立定跳远	141 □两脚交替跳（高度在 5 cm）	149 □交替上楼 150 □并足从楼梯末级跳下	156 □独脚站 5 s	163 □独脚站 10 s 164 □足尖对脚跟向前走 2 m	171 □接球
精细运动	134 □模仿画圆	142 □折纸边角整齐（长方形） 143 □模仿画十字	151 □模仿画"□"	157 □画人像 3 个部位	165 □筷子夹花生米	172 □画人像 7 个部位
适应能力	135 □懂得"里""外" 136 □积木搭高 10 块	144 □认识两种颜色 145 □懂得"2"	152 □懂得"5" 153 □说出图形（△○□）	158 □拼圆形、正方形 159 □图画中缺什么（2/6）	166 □照图拼椭圆形 167 □图画中缺什么	173 □鸡在水中游 174 □图画中缺什么
语言	137 □说出性别 138 □连续执行三个命令	146 □懂得"冷了、累了、饿" 147 □说出图片 14 样	154 □会说反义词	160 □苹果一刀切开有几块 161 □说四个反义词	168 □数手指 169 □衣服、钟、眼睛	175 □会认识数字 176 □说出两种圆形的东西
社交行为	139 □会穿鞋 140 □解扣子	148 □扣扣子	155 □会穿上衣	162 □吃饭之前为什么要洗手	170 □认识红、黄、绿、蓝四种颜色	177 □桌子、鞋、房子是用什么做的

（续表）

项目／月龄	66 个月	72 个月	78 个月	84 个月
大运动	178 □足尖对对足跟向后走 2 步	186 □拍球 2 个	195 □拍球 5 个	203 □拍球 10 个
精细运动	179 □画人像 10 个部位	187 □拼小人 188 □会写自己的名字	196 □译码（2 分钟 25 个）	204 □打结（活扣） 205 □描画几何图形
适应能力	180 □知道左右 181 □拼长方形	189 □雨中看书 190 □懂得星期几	197 □图形类比 198 □牛、兔缺什么？	206 □数字类比 207 □一年有几个月？
语言	182 □你姓什么？ 183 □上班窗苹果香 2/3	191 □一年有哪四个季节？ 192 □什么动物没有脚？	199 □你吃的肉是从哪里来的？ 200 □面包是什么做的？	208 □寄信时信封上要贴什么？ 209 □衣、裤、鞋有什么共同之处？
社交行为	184 □你家住哪里？	193 □你拣到钱包怎么办？	201 □一元有几角？	210 □儿童节是哪一天？
	185 □2+3=?　5−2=?	194 □为什么要走人行横道？	202 □倒数三位数	211 □12+9=?　18−12=?

二十六、GMFM 粗大功能评定量表（适用于 0~5 岁）

项目序号	卧位与翻身（17 项）	测试得分			
		1	2	3	4
1	仰卧位：头正中位，在四肢保持对称的情况下旋转头部				
2	仰卧位：双手纠正到中位，手指相接触				
3	仰卧位：抬头 45°				
4	仰卧位：右侧髋、膝关节能在全关节范围内屈伸				
5	仰卧位：左侧髋、膝关节能在全关节范围内屈伸				
6	仰卧位：右上肢过中线抓玩具				
7	仰卧位：左上肢过中线抓玩具				
8	仰卧位：向右翻身成俯卧位				
9	仰卧位：向左翻身成俯卧位				
10	俯卧位：竖直拍头				
11	肘支撑成俯卧位：头抬高，肘部仰展，胸部离开床面				
12	肘支撑俯卧位：右肘支撑躯体，朝前完全伸展左臂				
13	肘支撑俯卧位：左肘支撑躯体，朝前完全伸展右臂				
14	俯卧位：向右翻身成仰卧位				
15	俯卧位：向左翻身成仰卧位				
16	俯卧位：使用四肢向右侧旋转 90°				
17	俯卧位：使用四肢向左侧旋转 90°				
合计得分：					

项目序号	坐位（20 项）	测试得分			
		1	2	3	4
18	抓住双手，从仰卧位到坐位，头与身体呈直线				
19	仰卧位：向右侧翻身，坐起				
20	仰卧位：向左侧翻身，坐起				
21	坐于垫子上：检查者支撑孩子胸部，头部竖直保持 3 s				
22	坐于垫子上：检查者支撑孩子胸部，头正中位保持 10 s				
23	用上肢支撑坐于垫子上：保持 5 s				
24	坐在垫子上：没有上肢支撑保持坐位 3 s				
25	坐于垫子上：身体前倾触摸玩具，无手支撑返回直立坐位				
26	触摸右后方 45° 放置的玩具，返回坐位				
27	触摸左后方 45° 放置的玩具，返回坐位				
28	右侧坐：没有上肢支持保持 5 s				
29	左侧坐：没有上肢支持保持 5 s				
30	坐于垫子上：有控制地降低身体成俯卧位				
31	足向前坐于垫子上：身体向右侧旋转成四点支撑位				
32	足向前坐于垫子上：身体向左侧旋转成四点支撑位				

33	坐于垫子上：不用上肢帮助旋转 90°				
34	坐于凳子上：上肢及双足不支撑保持 10 s				
35	站立位：落坐小凳子				
36	从地面：落坐小凳子				
37	从地面：落坐大椅子				
合计得分：					

项目 序号	爬与跪（14 项）	测试得分			
		1	2	3	4
38	俯卧位：向前方腹爬 1.8 m				
39	四点支持位：用手与膝支撑身体 10 s				
40	四点位：不用上肢支撑成坐位				
41	俯卧位：成四点位，手和膝承重				
42	四点位：右上肢向前伸出，手的位置高于肩部				
43	四点位：左上肢向前伸出，手的位置高于肩部				
44	四点位：向前四点爬或蛙跳 1.8 m				
45	四点位：向前四点交替性四点爬 1.8 m				
46	四点位：用手和膝 / 脚爬上四级台阶				
47	四点位：用手和膝 / 脚退着爬下四级台阶				
48	用上肢协助从坐位到高跪位，双手放开保持 10 s				
49	用上肢协助从高跪到右膝跪位，双手放开保持 10 s				
50	用上肢协助从高跪到左膝跪位，双手放开保持 10 s				
51	双膝行走 10 步，无手支撑				
合计得分：					

项目 序号	站立位（13 项）	测试得分			
		1	2	3	4
52	坐在地板上：扶椅子站立				
53	站立：不用上肢支持保持 3 s				
54	站立：单手抓住大凳子，抬起右脚，保持 3 s				
55	站立：单手抓住大凳子，抬起左脚，保持 3 s				
56	站立：不用上肢支持保持 20 s				
57	站立：抬起左脚，不用上肢支持保持 10 s				
58	站立：抬起右脚，不用上肢支持保持 10 s				
59	坐在小凳子上：不用上肢帮忙站起				
60	高跪位：通过右侧半跪位站起，不用上肢帮助				
61	高跪位：通过左侧半跪位站起，不用上肢帮助				
62	站立位：有控制地降低身体坐到地面，不用上肢的帮助				
63	站立位：成蹲位，不用上肢帮助				
64	站立位：不用上肢帮助，从地面拾物再返回成站立位				
合计得分：					

（续表）

项目序号	行走、跑、跳（24项）	测试得分			
		1	2	3	4
65	站立：两手扶大长凳，向右侧横走 5 步				
66	站立：两手扶大长凳，向左侧横走 5 步				
67	站立：牵两手向前走 10 步				
68	站立：牵单手向前走 10 步				
69	站立：向前走 10 步				
70	站立：向前走 10 步，停止，转 180°，返回				
71	站立：后退 10 步				
72	站立：两手提大物向前走 10 步				
73	站立：在 20 cm 间隔的平行线之间连续向前走 10 步				
74	站立：在 2 cm 宽的直线上连续向前走 10 步				
75	站立：右脚领先跨越膝盖高度的木棒				
76	站立：左脚领先跨越膝盖高度的木棒				
77	站立：跑 4.5 m，停止，返回				
78	站立：右脚踢球				
79	站立：左脚踢球				
80	站立：两脚同时跳高 30 cm				
81	站立：两脚同时跳远 30 cm				
82	右脚单立：60 cm 直径的圆内，右脚跳 10 次				
83	左脚单立：60 cm 直径的圆内，左脚跳 10 次				
84	扶一侧栏杆站立：上四级台阶，扶栏杆交替出步				
85	站立，抓着扶手，下四级台阶，抓一侧扶手，交替出步				
86	站立：上四级台阶，交替出步				
87	站立：下四级台阶，交替出步				
88	站在 15 cm 高的台阶上，双足同时跳下				
合计得分：					
原始分：					
总百分比：					
评估时间					

备注

一、该量表分五个能区，包括 88 项。分为卧位与翻身（满分 51 分）、坐位（满分 60 分）、爬与跪（满分 42 分）、站立位（满分 39 分）、行走与跑跳（满分 72 分）5 个能区（满分共 264 分）。

二、评分标准

0 分：完全不能完成；

1 分：完成动作＜10%；

2 分：10%＜完成＜100%；

3 分：完成 100%。

三、评分结果包括以下几项

1.原始分：5 个能区的原始分。

2.总百分比：5 个能区原始分占各自总分的百分比之和再除以 5。

3.月百分比：（本次总百分比－前次总百分比）/ 间隔月数。

二十七、2022 年中国不同代系男女平均身高及差距

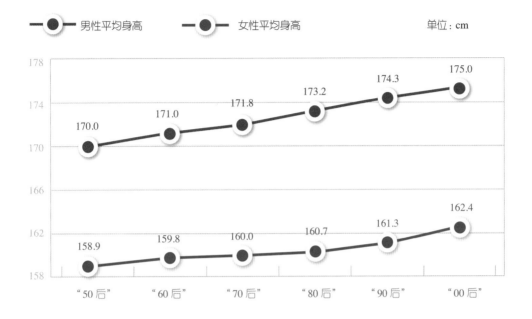

二十八、中国各省男、女性平均身高

排名	省份	身高（cm）
	2015 年中国各省男子平均身高最新排行（20—25 岁）排名	
1	山东	175.44
2	北京	175.32
3	黑龙江	175.24
4	辽宁	174.88
5	内蒙	174.58
6	河北	174.49
7	宁夏	173.98
8	上海	173.78
9	吉林	172.83
10	天津	172.80
11	台湾	172.75
12	山西	172.73
13	新疆	172.72
14	陕西	172.72
15	澳门	171.79
16	甘肃	171.67
17	江苏	171.54
18	河南	171.49
19	青海	170.95
20	安徽	170.93
21	浙江	170.90
22	福建	170.90
23	香港	170.89
24	四川	170.86
25	广东	169.78
26	重庆	169.71
27	广西	169.68
28	江西	169.63
29	海南	169.60
30	湖北	169.54
31	贵州	169.35
32	云南	168.99
33	湖南	168.96
34	广西	169.24

排名	省份	身高（cm）
	2015 年中国各省女子平均身高最新排行（20—25 岁）排名	
1	山东	169.45
2	北京	167.33
3	黑龙江	165.25
4	辽宁	164.88
5	内蒙	164.58
6	河北	164.50
7	宁夏	163.96
8	上海	163.79
9	吉林	162.84
10	天津	162.80
11	台湾	162.70
12	山西	162.74
13	新疆	162.72
14	陕西	161.80
15	澳门	161.79
16	甘肃	159.66
17	江苏	161.54
18	河南	161.47
19	青海	160.86
20	安徽	160.90
21	浙江	160.88
22	福建	160.89
23	香港	160.93
24	四川	160.86
25	广东	159.78
26	重庆	159.71
27	广西	159.66
28	江西	159.53
29	海南	159.56
30	湖北	159.56
31	贵州	159.36
32	云南	159.33
33	湖南	159.10
34	广西	158.96

二十九、1985—2019 年中国 19 岁成年身高变化趋势

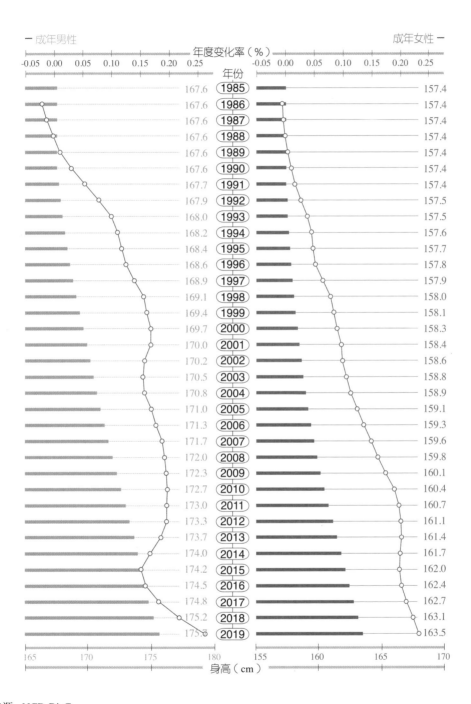

数据来源：NCD-RisC

注：①平均身高基于 Rodriguez-Martinez A, Zhou B, Sophiea MK, et al. Height and body-mass index trajectories of school-aged children and adolescents from 1985 to 2019 in 200 countries and territories: a pooled analysis of 2181 population-based studies with 65 million participants. The Lancet, 2020, 396(10261): 1511-1524. 统计模型估算所得。
②中国样本小量：43 项研究汇总，男性共 776 364 人，女性共 762 666 人。